中医优势治疗技术丛书

"十二五"国家重点图书出版规划项目

总主编 \ 周 然 张俊龙

U0248611

放血

柴金苗 ◎ 主编

聂优爱 ◎ 编写

视频版

科学出版社

北京

内 容 简 介

  放血技术是中医学独具特色的优势技术，它历史悠久，源远流长。该技术是用针具刺破或划破人体特定的穴位或特定的部位，放出适量的血液，通过活血理气，达到治疗的目的。该技术具有收效迅速、简便易行、无不良反应、经济实用的特点，在内科、外科、骨伤科、妇科、儿科、皮肤科、五官科等各科应用广泛。该书力求重点突出，简便实用，主要介绍了放血技术的基本知识、技术规范、操作规程以及在临床各科常见病中的具体运用。

  该书图文并茂，深入浅出，在原版的基础上增加了视频示范，可供广大基层医生、针灸爱好者及家庭自疗者参考。

图书在版编目（CIP）数据

放血：视频版／柴金苗主编 . —北京：科学出版社，2016.3

（中医优势治疗技术丛书／周然，张俊龙主编）

"十二五"国家重点图书出版规划项目

ISBN 978-7-03-047880-1

Ⅰ. 放⋯　Ⅱ. 柴⋯　Ⅲ. 放血疗法（中医）　Ⅳ. R245. 31

中国版本图书馆 CIP 数据核字（2016）第 058378 号

责任编辑：贾冬梅　鲍　燕　曹丽英／责任校对：彭　涛
责任印制：赵　博／封面设计：有道文化
绘图：北京眺艺企业形象策划工作室

科 学 出 版 社 出版
北京东黄城根北街 16 号
邮政编码：100717
http://www.sciencep.com

北京虎彩文化传播有限公司 印刷
科学出版社发行　各地新华书店经销

*

2014 年 6 月第　一　版　开本：720×1000　1/16
2016 年 3 月第　二　版　印张：11 1/2
2024 年 1 月第十二次印刷　字数：213 000

定价：**39. 00** 元

（如有印装质量问题，我社负责调换）

《中医优势治疗技术丛书》
总编委会

总　前　言

　　中医学历经几千年的发展，形成了独特的理论体系和完善的治疗技术体系。其治疗技术体系大体分为两类，一为遣方用药。它被作为中医治疗疾病的主体方法。时至今日，我们中医临床工作者诊疗疾病多处方开药，人民群众也多选择服用汤丸膏散等内服药物祛病疗疾。概因理法方药为中医辨证论治体系的高度概括。二为中医优势技术。翻开一部中医学的发展简史，我们不难看到，人们在经历了长期的无数次实践以后，早在新石器时代，就已经会运用针法、灸法、按摩术、止血法这些原始的、朴素的、简单的医疗技术。从砭石到九针，从针刺到药物贴敷，从神农尝百草到丸散膏丹汤饮酒露的制剂技术，从推拿正骨手法到小夹板的应用，这些都是时代的创造、医家的发明，都是当时社会发展条件下的医学领域的领先技术。经过历代医家的不懈努力和探索，这些技术内容丰富、范围广泛、历史悠久，体现了其临床疗效确切、预防保健作用独特、治疗方式灵活、费用比较低廉的特点，传承着中医学的精髓和特色。

　　这些优势技术或散见于民间，或零散于古籍记录，或濒临失传，面临着传承和弘扬的两大难题。2009 年，国务院出台的《关于扶持和促进中医药事业发展的若干意见》中就强调指出："老中医药专家很多学术思想和经验得不到传承，一些特色诊疗技术、方法濒临失传，中医药理论和技术方法创新不足。"也有专家痛心疾首地指出，"近年来，中医药特色优势淡化，手法复位、小夹板等'简、便、验、廉'的诊疗手段逐渐消失或失传。"由此可见，传承、发展并不断创新中医技术迫在眉睫、刻不容缓。

　　近年来的医改实践证明，中医药在满足群众医疗保健需求、减缓医药费用上涨、减轻患者和医保负担等方面发挥了很好的作用，缓解了群众看病就医问题，放大了医改的惠民效果。人民群众对中医药感情深厚、高度信赖，中医药作为一种文化已经深深地渗入中国百姓的日常生活当中。中医的一些技术特别是非药物方法，普通百姓易于接受、也易于掌握使用，可获得性强，适用于广大人民群众的养生保健和疾病治疗，很多人自觉不自觉地运用中医药的理念和优势技术进行养身健体、防治疾病。

传承和发展中医药技术是每一名中医药人的使命担当。正如国医大师邓铁涛教授所说："中医之振兴，有赖于新技术革命；中医之飞跃发展，又将推动世界新技术革命"。我们山西中医学院将学科发展的主攻方向紧紧锁定中医药技术创新，不断深化学科内涵建设，凝练学科研究方向，组建优势技术创新研发团队，致力于中医药技术的研究、开发、规范制定和应用推广，以期推动中医药技术的创新和革命，为人民群众提供更多的中医药技术储备和技术应用。

因此，我们组织既有丰富临床经验，又有较高理论素养的专家学者，编写了这套《中医优势治疗技术丛书》。丛书以中医优势治疗技术为主线，依据西医或中医的疾病分类方法，选取临床上常见病、多发病为研究对象，突出每一种优势技术在针对这些常见病、多发病治疗时的操作规程，旨在突出每一项技术在临床实践中的知识性、实用性和科学性。

这套丛书既是国家"十二五"科技支撑计划分课题"基层卫生适宜技术标准体系和评估体系的构建及信息平台建设研究和示范应用"、国家中医药管理局重点学科"中医治疗技术工程学"和山西省特色重点学科"中医学优势治疗技术创新研究"的阶段性研究成果，也是我们深入挖掘、整理中医药技术的初步探索，希望能够指导基层医疗卫生机构和技术人员临床操作，方便中医药技术爱好者和家庭自疗者参考使用。

2014 年 3 月

目　录

上篇　放血技术概论

下篇　放血技术的临床应用

上篇

放血技术概论

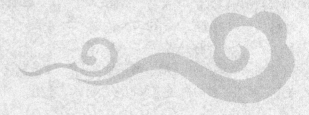

1 放血技术的学术源流

1.1 放血的定义

　　放血疗法，又称"刺络"，是以三棱针、梅花针、毫针等针具刺破人体某些穴位、病变体表部位、病理反应点，或者浅表小静脉，放出少量血液，以手法轻、浅、快、准为特点，达到治愈疾病目的的一种具有浓郁中医学特色的治疗方法。

1.2 放血技术的历史沿革

　　放血疗法有悠久的历史，它的形成和发展是与我国劳动人民长期经验积累分不开的，对保障中华民族的健康起到了重要作用。

　　在旧石器时代，人类用"砭石"在体表出血或割开治排脓，治疗或减轻疾病。新石器时代，人们使用竹子或者骨骼做成针具，来治疗疾病；到了仰韶时期，出现应用陶瓷的碎片进行放血治疗。

　　随着社会生产力的发展和铜、铁器的出现，医学中出现了金属针具。早在两千多年前成书的《黄帝内经》记载有九针，也就是九种不同形状和用途的针具。其中用于刺络放血，治疗疖肿、热病、疼痛等疾病的针具，叫"锋针"。同时，《黄帝内经》还为放血疗法奠定了扎实的理论基础。书中对放血（又称刺血、刺络）的原则、刺法、部位、穴位、出血量、禁忌证和适应证，以及络脉的定义、络脉的生理病理等都有详细的记载。如《灵枢·九针十二原》曰："四曰锋针，长一寸六分""锋针者，刃三隅以发痼疾"。对具体的操作方法，《灵枢·官针》有介绍："络刺者，刺小络之血脉也""赞刺者，直入直出，数发针而浅之出血"。对于放血的机制《灵枢·小针解》指出："宛陈则除之者，去血脉也"，又说"泻热出血"。

　　晋代皇甫谧编写的《针灸甲乙经》在"奇邪血络篇"专门论述了奇邪留滞络脉的病变和刺血络的治疗方法以及刺血络时引起的不同反应等。宋代《太平圣惠方》、唐代《千金要方》等医籍都有刺络放血疗法的记载。

　　金元时期医学争鸣，对刺络放血疗法的发展起到积极的推动作用。攻邪派代表张从正认为针刺放血疗法攻邪最直接，运用"刺络泄邪"，独树一帜，他认为放血疗法是汗法中的特殊一种，"出血之于发汗，名虽异而实同"。补土派李东垣应用放血疗法调整营卫气血的平衡，在《脾胃论》中载有"三里、气街，以三棱针出血""于三里穴下3寸上廉穴出血"治疗痿证。李东垣的弟子罗天益撰写的《卫生宝鉴》中收录了不少针刺放血的方法。

明清时期，放血疗法有了进一步的发展。明代医家杨继洲在《针灸大成》中指出："盖针砭所以通经脉，均气血，蠲邪扶正，故曰捷法最奇哉。"清代文献可见放血治疗喉痹、喉锁风的记载。清代的《痧胀玉衡》是放血疗法治疗急症的专著。

近现代以来，尤其是新中国成立后，刺血疗法获得很大发展，临床治疗的疾病达到一百多种，疗效显著。并展开放血疗法的现代研究，认为其对血液成分、血管功能、免疫防御功能、体温调节功能、消化功能、神经-肌肉功能等有调节作用。

2 放血技术的基本原理

2.1 中医理论原理

针刺放血是一种有效的治疗方法。"人之气血凝滞而不通，犹水之凝滞而不通也。水之不通，决之使流于湖海，气血不通，针之使周于经脉"（《针灸大成》）。针刺放血可以疏通经络中壅滞的气血，调理虚实，调整脏腑的功能，使气滞血瘀的病理变化恢复正常，从而起到积极的治疗作用。这种作用，在《内经》中已经有记载："通其经脉，调其气血""调虚实"等。针刺放血治疗疾病的作用主要是通过调整阴阳、疏通经络、调和气血、扶正祛邪而实现的。放血应用于临床，主要有以下几个方面的作用：

1）调和气血。
2）泄热祛邪。
3）止痛消肿。
4）解毒救急。
5）化瘀通络。
6）醒脑开窍。
7）镇静安神。

2.2 现代医学原理

放血疗法操作简单，但在现代医学方面却机制复杂，大多数学者认为，其功效是多种因素的综合结果。主要有以下几种机制：

1）影响体温调节功能。
2）提高机体免疫功能。
3）改善血管功能。
4）影响血流变学。

3 放血技术的器具制备

3.1 常见放血器具

现在临床用于放血的针具主要有三棱针、皮肤针、粗毫针、小眉刀、滚刺筒或注射针头、陶瓷碎片、缝衣针、刀片等。

（1）三棱针

三棱针（图1-1）由不锈钢制成，长约6cm，分针柄、针体两部分，针柄呈圆柱形，针体呈三棱状，尖端三面有刃，针尖锋利。常用规格有大号、中号、小号三种（表1-1）。皮肉丰厚的四肢、躯干放血宜选用大号三棱针；头面部及手足部放血应选用细长的三棱针。三棱针专为点刺和挑刺放血之用，适用于成人及浅表静脉泻血。

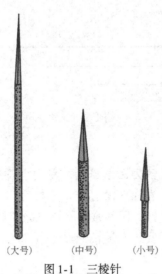

(大号)　　(中号)　　(小号)

图1-1　三棱针

表1-1　三棱针规格表　　　　　　　　　　　（单位：mm）

类别	针长	条粗	头长	头宽
大号	60.5	3	18	3
中号	60.5	2	12	2
小号	60.5	1	6	1

(2) 毫针

毫针（图 1-2）即古代"九针"的毫针，《灵枢·九针十二原》称："毫针者，尖如蚊蝱喙""主寒热痛痹在络者"。毫针包括针尖、针身、针根、针柄四个部分。针尖，要求圆而不钝，不可太尖锐，以类似松针状为佳。针身，以挺直、光洁、润滑而又富有弹性者为佳。针根，指针身与针柄连接处。针柄，指金属丝缠绕部分。毫针可用 18 号不锈钢丝制成，长短不一。其长度分为：13mm（0.5寸）、25mm（1 寸）、40mm（1.5 寸）、50mm（2 寸）、75mm（3 寸）、100mm（4 寸）6 种；粗细分为 0.45mm（26 号）、0.40mm（28 号）、0.35mm（29 号）、0.30mm（30 号）、0.25mm（32 号）、0.22mm（34 号）、0.20mm（36 号）7 种。一定要根据患者的病情、体质及所选穴区，选择适当的针具。

用于刺血疗法的毫针，一般以 1 寸左右即可，粗细选择 26 ~ 28 号，适用于小儿及虚性患者。

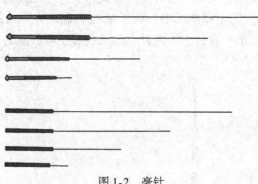

图 1-2　毫针

(3) 粗圆针

粗圆针为不锈钢制成，多为医家自制，专为点刺放血之用。针体为圆锥形，针尖锋利，一般长约 2 寸。当临床没有准备三棱针时，也可用 26 ~ 28 号粗毫针代之。小孩亦可以选用细毫针。民间常用不锈钢缝衣针代替粗圆针。一般多用于点刺十二井、十宣等穴，需要放血量较少时选用。

(4) 梅花针

梅花针又名皮肤针。因梅花针适宜于浅刺皮肤泻血，故又名皮肤针。梅花针式样有好几种，由于针数多少的不同，名称也各异。把 5 根针捆成一束，很像梅花的样子，称梅花针（图 1-3）；将 7 根针捆成一束的叫七星针；将 18 根针捆成一束的叫罗汉针（图 1-4）。此外，由于刺得浅，所谓"刺皮不伤肉"，又称皮肤针。

梅花针有传统针和改良针两种。前者是将一根筷子一端钻一小孔，将 1 ~ 7

枚针（一般用缝衣针）平齐穿入孔内，露出针长，用棉线捆扎固定即可；后者是针体前端安一螺丝帽，螺帽留一孔，将针穿入，再用螺丝固定。又因所用针数不同，故又有"五星针"（5 枚）"七星针"（7 枚）"罗汉针"（18 枚）之名，专为散刺放血之用。此外，还有一种丛针，即将数针捆在一起，一齐点刺，为扬刺放血。

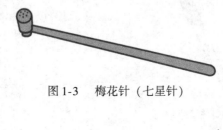

图 1-3　梅花针（七星针）

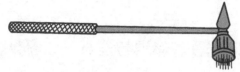

图 1-4　梅花针（罗汉针）

梅花针针尖不宜太锐，应呈松针形。针柄要坚固而有弹性，全束针尖应平齐，防止偏斜、钩曲、锈蚀和缺损。近来又有用金属制成的筒状皮肤针——滚刺筒（图 1-5），具有刺激面积广、刺激量均匀、使用方便等优点。

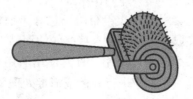

图 1-5　滚刺筒

梅花针适宜浅刺皮肤泻血，一般以经络循行及神经、肌肉分布为依据，按自上而下、自外而内的顺序叩刺出血。

（5）小眉刀

小眉刀（图 1-6）是在古代"铍针"基础上演变而成的一种针具。《灵枢·九针十二原》曰："铍针者，末如锋。"除为外科所用，亦为割点放血的主要工具。现代多用小尖头手术刀片（图 1-7）等代替。

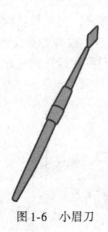

图1-6　小眉刀　　　　　　图1-7　小尖头手术刀片

3.2　放血器具的保存、修理与消毒

新的针具在使用前应在细磨石上磨至锐利，称为"开口"。三棱针用久会变钝，也应磨至锐利，以减轻进针时患者的痛苦。

针具放入容器前应仔细检查，如有损坏或不符合要求者必须淘汰。放血器具一般放在玻璃管或金属制成的小型针盒内。在玻璃管或针盒的两头垫纱布或棉花，以免针尖受伤。将盛针具的容器制作明显的标志，如科别、患者姓名、灭菌日期、签名，最后将每一套用贮槽或包布统一包好送消毒供应室压力蒸汽灭菌。取针时必须用无菌镊子夹取，凡是与针直接接触的用品，如纱布、棉球、镊子等必须灭菌，灭菌过期物品绝对不可使用。针具使用后用软布将针体擦干、擦亮，保持干燥以免生锈。针具使用前应进行灭菌或消毒处理，可采用高温灭菌，或将针具用75%乙醇浸泡30分钟消毒。

4 放血技术的操作规范

4.1 放血方法

(1) 点刺法

针具：三棱针、小眉刀。

适应范围：各种急症、热病、软组织损伤等。如中风昏迷、中暑中毒、高热惊厥、急性扭伤、扁桃体炎等。

功用：开窍泄热，通经活络。

常用3种操作方法。

1）直接点刺法（图1-8）：先用左手拇、食指在针刺部位上下推按揉捏，使血郁积于一处，继而在此部位常规消毒。然后右手持针以拇、食两指捏住针柄，中指端紧靠针身下端，留出针尖3~5mm，对准已消毒过的部位迅速刺入，立即出针，进出针时针体应保持在同一轴线上。轻轻挤压针孔周围组织，使出血数滴，然后以消毒棉球按压针孔即可。此法适于末梢部位，如十二井穴、十宣穴及耳尖穴等。

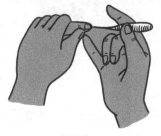 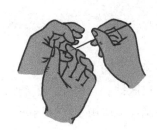

指甲前　　　　　　　　　　　　　　指甲根

图1-8　直接点刺法

2）挟持点刺法（图1-9）：此法是将左手拇、食指提起被针穴位处的皮肤和肌肉，右手持针刺入2~5mm，退针后捏挤局部，使之出血。此法适用于头面部如攒竹、上星、印堂等穴位的刺血。

3）结扎点刺法（图1-10）：又称刺络法。先以橡皮带一根结扎被针部位近心端，揉搓使局部充血，局部消毒后，左手拇指压在被针部位下端，右手持针，

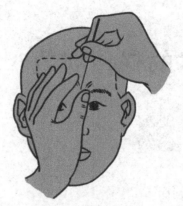

图 1-9 挟持点刺法

露出针尖 3~5mm，对准被刺部位的脉管（静脉）刺入，立即退针使其流出血液，本法出血量较大，一次治疗可出血几十毫升，待出血停止后，再将止血带松开，用消毒棉球按压针孔。此法适于四肢部如尺泽、委中等穴位的刺血。

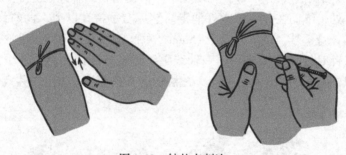

图 1-10 结扎点刺法

（2）散刺法（图 1-11）

针具：皮肤针、三棱针、粗毫针。

适应范围：多适用于皮肤病和软组织损伤类疾病的治疗，如顽癣、丹毒、局部瘀血等。

功用：疏通经络，清热祛邪。

操作方法：用三棱针在病灶周围上下左右多点刺之，可刺 10~20 针以上，由病变外缘环形向中心点刺，使其出血。此法较之点刺法，面积大且刺针多。

（3）叩刺法（图 1-12）

针具：梅花针（七星针、罗汉针或皮肤滚刺筒均可）。

适应范围：急慢性组织损伤、挫伤、某些神经性疼痛、皮肤病等。

功用：疏通经络，活血化瘀。

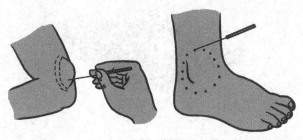

图 1-11　散刺法

操作方法：以右手握住梅花针柄后端，食指伸直压在针柄中段，利用手腕力量均匀而有节奏地弹刺、叩打一定部位。或握皮肤滚刺筒柄，用力均匀地在患处滚压，起到点刺作用。刺血所要求的刺激强度宜大，以用力叩击至皮肤上出血如珠为度。

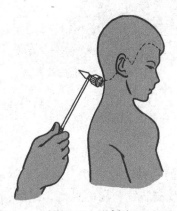

图 1-12　叩刺法

（4）挑刺法（图1-13）

针具：三棱针、粗圆针。

适应范围：目赤肿痛、丹毒、乳痈、痔疮等疾病。

功用：疏通经络，清热祛邪。

操作方法：以左手按压施术部位两侧，使皮肤固定，右手持三棱针或粗圆针，以 15°～30° 角刺入一定深度后，上挑针尖，将腧穴或反应点刺破出血，或深入皮内，将部分纤维组织挑出或挑断，并挤压出血，然后局部盖上消毒敷料并固定。

（5）割点法（图1-14）

针具：小眉刀、小尖头手术刀片。

适应范围：外科痈肿及部分皮肤病，如痈疖、神经性皮炎以及小儿疳积等。

11

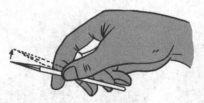

图 1-13　挑刺法

功用：活血化瘀，疏通经络，清热解毒。

操作方法：以小眉刀或手术刀切割穴位皮肤、黏膜或小静脉，放出适量血液，然后盖以消毒敷料即可。割点切口一般长 0.5cm 左右，小静脉则以割破 1/3 为度。

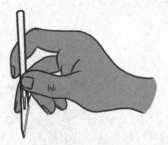

图 1-14　割点法

（6）针罐法

针刺后加拔火罐放血的一种治疗方法，多用于躯干及四肢近端能扣住火罐处。操作时，先以三棱针或皮肤针刺局部见血，然后，再拔火罐，一般留罐 5 ～ 10 分钟，待罐内吸出一定量的血液后起罐。加拔火罐的目的：一是控制出血量，加强针刺放血的医疗作用。二是可以拔出针刺伤口局部的瘀血，减轻针口处疼痛。拔火罐时注意不要烧伤皮肤。拔火罐的具体操作同一般拔罐操作方法。此法适应病灶范围较大的丹毒、神经性皮炎、扭挫伤等疾病的治疗。

（7）火针刺血

火针是用特制的粗针烧红后，刺入一定部位以治疗疾病的方法。《内经》称淬刺或燔针刺，适用于寒痹、疔毒等疾病的治疗。火针刺血，则综合了火针和放血的优点，疗效较佳。

4.2　放血部位

（1）按穴位放血

1）十四经穴：根据经络循行理论，刺血疗法常取本经、表里经或与其相连接的经脉的穴位。

十四经穴中的特定穴，如五腧穴、郄穴、络穴、俞穴、募穴及交会穴等，因具有特殊的功效和主治，也为刺血疗法所常用。在临床上，常根据特定穴的不同属性和特点配伍使用，使疾病得到全面迅速的治疗。

有些腧穴因其独特的穴位特性，而为刺血疗法所常用。如高热取大椎，心悸选内关等。

2）经外奇穴：经外奇穴大多对某些病症有特殊的治疗作用，故也为刺血疗法所常用。如金津玉液点刺放血治疗中风失语；耳尖、太阳放血治疗红眼病。

3）经验穴：经过长期的临床实践，历代医家发现了在一些腧穴处放血对某些病证有特殊的疗效，这些治疗方法仍被现代医家所沿用。如身柱、大椎放血治疗疟疾；大椎、合谷、曲池放血可以退热；耳背血管放血可以治疗头痛、眩晕等。

(2) 按部位放血

1）取病理反应点或痣点：在某些疾病过程中常发现在经络循行的通路上，或在经气聚集的某些穴位上，有明显的压痛、结节，这就是反应点。反应点不仅对疾病的治疗有意义，对疾病的诊断也有很大的临床意义。当体内脏腑病变反映在皮肤上，可出现瘢痕、颜色或青、或红、或褐，或表面突起，这就是痣点。在胸、腹、背部出现的反应点或痣点上放血，可以起到治疗脏腑病变的作用。

张国瑞教授根据气街理论提出"背腰三部区"，可用来指导临床寻找病理反应点。其中肩背区，约第7颈椎以下至第7胸椎棘突上的肩背部区域。多用于治疗心、肺病及有关组织器官的疾病和胸背部、头面部、上肢病证。腰背区，约第7胸椎棘突下至第1腰椎棘突上的背腰部区域。多用于治疗肝、胆、脾、胃、大肠、小肠、三焦病及有关组织器官的病证和上腹部、背腰部病证。腰骶区，约以第1腰椎棘突下至长强穴的腰骶部区域。多用于治疗肝、肾、膀胱、大肠、小肠病及有关组织器官的病证，并可用于强身壮体保健。

临床上结合上述分区以及主治病证范围，根据背腰部阳性体征（如反应点、压痛点等）选定针刺放血部位。一般按照先上后下，先中间后两侧，先左后右的顺序观察背腰部阳性体征。再按中线-脊旁0.5寸-脊旁1.5寸-脊旁3寸-脊旁4寸顺序切诊，双手同时对称检查两侧，观察有无皮损、脱屑、瘀点、压痛、结节，感觉皮肤温度、肌张力等改变，按压检查有无酸、麻、胀等敏感反应。如果发现异常反应点，可作为放血部位之一。

2）血管显露处：头面、舌下、腘窝、肘窝都为静脉显露之处，有些穴周的静脉较明显，当穴周以上部位的静脉在病理状态下发生形态、颜色的变化时，在该处放血，出血容易，操作便捷，效果极佳。许多患者在常规所选穴位处往往没有静脉显现，这时就可循经寻找病变血管取穴。如腰腿痛患者在委中穴上找不到病变血管，就要在委阳穴、浮郄穴或从委中穴到殷门穴这一段足太阳膀胱经循行处，寻找充盈度明显显现的血管刺血治疗。

3）病灶处：在瘀血肿胀处或疮疡疔肿局部放血，可治疗急性挫伤及多种皮肤病。

4.3 放血量

1）部位因素：在委中、尺泽等较大的静脉部位放血时，可用三棱针刺破血管，使血液能够流出为度，不必刺得太深，也不必挤压或制止，任其自然流出，起初流出的血液多呈紫暗色，逐渐变为淡红色，然后会自然停止。流出来的血液一般为 1～2ml。若在十宣、鱼际等部位放血，流出的血液很少，有时必须挤压。

2）病情因素：对于病程较短、病情较轻、病邪轻浅的疾病，放血宜少。而对于病程较长、病情较重、病邪深留的疾病，放血宜稍多。如治疗丹毒、跌打损伤及狂躁型精神分裂症，放血量宜多，可达 30～100ml。

3）体质因素：体质强弱不同，刺法及放血量亦应当有别。体形肥胖、体质壮实者，放血稍多；体形瘦薄、体质虚弱者放血宜少。儿童、年老、体弱之人，出血量宜少。

4）季节因素：夏季刺血量很少，夏季天气炎热流汗多时，因体液损失多，出血量要适当控制，特别是年老和体弱之人。

在使用刺血疗法治病的时候，如何正确掌握出血量是一个关键的问题，根据 2008 年 7 月 1 日实施的《国家标准·针灸技术操作规范》，出血量分为，微量：出血量在 1.0ml 以下（含 1.0ml）；少量：出血量在 1.1～5.0ml（含 5.0ml）；中等量：出血量在 5.1～10.0ml（含 10.0ml）；大量：出血量在 10.0ml 以上。

4.4 放血频率

1）至于每种疾病需要放血几次，一般来说，放血疗效比较迅速，放血次数以中病症状消失为度。

2）一般而言，多数患者经针刺放血，1～3 次后即有明显疗效。也有的患者必须放血治疗 6～8 次后始见效果。一般疾病每日或隔日治疗 1 次，1～3 次为一疗程。出血量多者，每周 1～2 次。

3）虽然放血量和频率受多方因素的影响，但临床具体操作应用时，在遵循一般规律的同时，还要以泻血祛邪而不伤正为根本的原则，灵活运用。

5 放血技术的操作规程

5.1 术前准备

(1) 态度

在治疗过程中，除了仔细询问病史、详细检查及耐心治疗外，术者的态度也起着重要作用。如果态度不严肃，精神不集中，让患者感到厌烦，针1次或2次后就不再继续治疗，影响疗程。有的医师对患者态度不好，不耐心解释，在语言上，给患者一种不良刺激，引起患者反感，对治疗效果也有很大影响。因此，术者要细心耐心、详细解释、态度和蔼、精神集中，争取患者的合作，才能达到治好疾病的目的。

(2) 解释

为了取得患者的积极配合，在治疗前应向患者进行必要的解释，包括刺激引起的疼痛、病程、疗程、疾病的预后等，尤其对初诊患者更加必要，以免患者产生恐惧心理，或不愿意接受本疗法的治疗，或不能连续治疗而影响治疗效果。

(3) 体位选择

选择患者舒适、医者便于操作的施术体位。配穴治疗时，应尽量少变换体位。刺血治疗时，患者多采取坐姿，即使有些穴位要立式取穴时，针刺后也要嘱患者坐下放血。对于体弱、精神紧张和易晕针的患者尽量取卧位治疗。

仰卧位：用于取头面、胸腹和下肢前面等穴位（图1-15）。

俯卧位：用于取背腰、臀和下肢后面等穴位（图1-16）。

侧卧位：用于取章门、环跳等人体侧面穴位（图1-17）。

仰靠位：用于取头面和颈部等穴位（图1-18）。

俯伏位：用于取头项和背腰部等穴位（图1-19）。

屈肘仰掌位：用于取上肢手掌面等穴位（图1-20）。

屈肘俯掌位：用于取上肢手背面等穴位（图1-21）。

屈肘拱手位：用于取上肢外侧面等穴位（图1-22）。

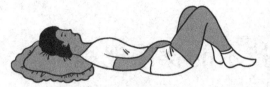

图 1-15 仰卧位

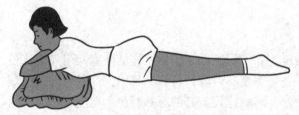

图 1-16 俯卧位

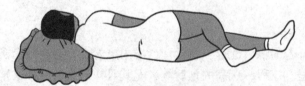

图 1-17 侧卧位

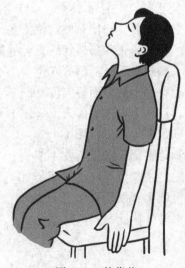

图 1-18 仰靠位

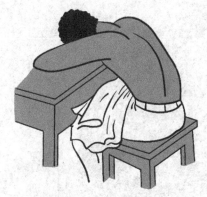

图 1-19　俯伏位

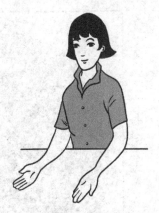

图 1-20　屈肘仰掌位

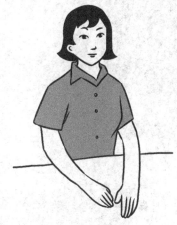

图 1-21　屈肘俯掌位

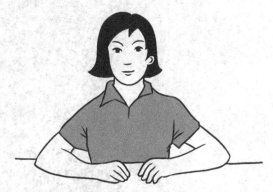

图 1-22　屈肘拱手位

(4) 检查

治疗前必须仔细地检查一下针具，针尖是否整齐，有否弯曲或带钩，经检查合格后方可使用。

5.2　穴位选择

(1) 腧穴的部位与主治

腧穴分布在一定的经络循行路线上，全身腧穴很多，而每个穴位的主治范围很广，为了便于记忆，根据古今文献记载及临床体会，将所有腧穴按部位归类，主治的共同点简述如下。

1) 头、面、颊、项部腧穴：主治局部病和腧穴邻近器官疾病及神志病（图1-23）。

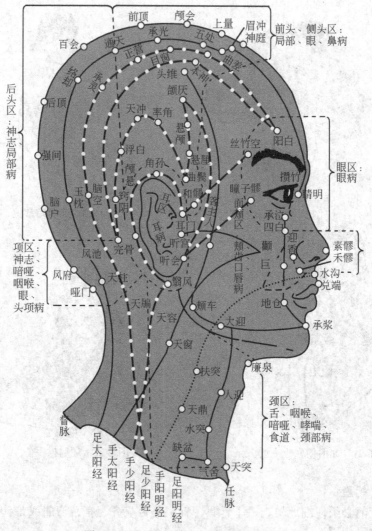

图 1-23　头、面、颊、项部腧穴及主治

2）胸腹背腰部腧穴（图 1-24 ~ 1-26）：主治局部病和腧穴所在部位的脏腑器官病。后背上部的腧穴兼治发热和上肢病；腰以下的腧穴兼治虚寒证和下肢病。

3）四肢腧穴：肘、膝以上腧穴，主治局部病和腧穴邻近病；肘、膝以下腧穴，主治局部病和腧穴邻近病。

4）各经腧穴：主要治疗本经的经络病和腧穴脏腑器官的病。

总之，头面、躯干的穴位，所主治疾病是以分部为主。四肢，尤其是肘、膝以下的穴位，其主治以分经为主，并且这些腧穴为刺血疗法所常用。

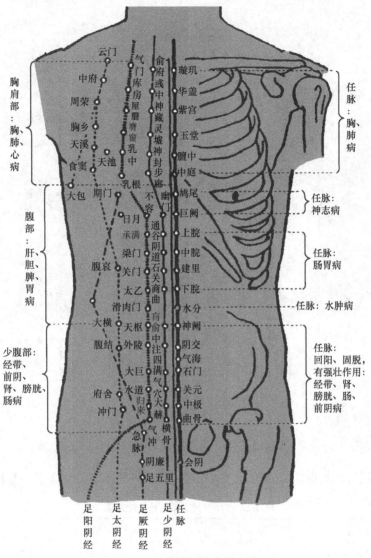

图1-24　胸腹部腧穴及主治

（2）五腧穴

十二经脉在肘、膝以下各有5个腧穴，分别命名为井（木）、荥（火）、输（土）、经（金）、合（水），总称五腧穴。他们是十二经脉的重点穴位，亦是放血疗法的常用穴位，安全、易于施治，并且治疗疾病效果好。

五腧穴的治疗作用：五腧穴的治疗作用各有特点，一般井穴主治神志病、心下满；荥穴主治发热病；腧穴主治风湿痹痛；经穴主治喘咳、寒热、咽喉病；合

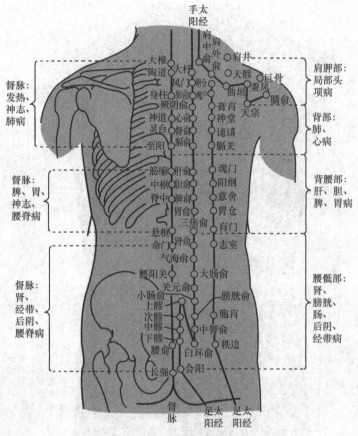

图 1-25　背腰部腧穴及主治

穴主治胃肠等六腑病证。六阴经、六阳经五腧穴五行配属（表 1-2、表 1-3）。

表 1-2　六阴经五腧穴五行配属表

阴经	井	荥	输	经	合
手太阴肺经（金）	少商	鱼际	太渊	经渠	尺泽
足太阴脾经（土）	隐白	大都	太白	商丘	阴陵泉
手少阴心经（火）	少冲	少府	神门	灵道	少海
足少阴肾经（水）	涌泉	然谷	太溪	复溜	阴谷
手厥阴心包经（君火）	中冲	劳宫	大陵	间使	曲泽
足厥阴肝经（木）	大敦	行间	太冲	中封	曲泉

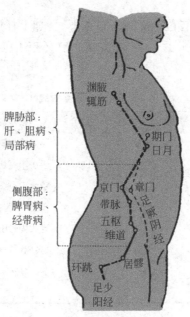

脾胁部：
肝、胆病、
局部病

渊腋
辄筋

期门
日月

侧腹部：
脾胃病、
经带病

京门
带脉
五枢
维道

章门
足
厥
阴
经

环跳

居髎

足少
阳经

图 1-26　胸胁侧腹部腧穴及主治

表 1-3　六阳经五腧穴五行配属表

阳经	井	荥	输	经	合	原（总刺）
手阳明大肠经（金）	商阳	二间	三间	阳溪	曲池	合谷
足阳明胃经（土）	厉兑	内庭	陷谷	解溪	足三里	冲阳
手太阳小肠经（火）	少泽	前谷	后溪	阳谷	小海	腕骨
足太阳膀胱经（水）	至阴	足通谷	束骨	昆仑	委中	京骨
手少阳三焦经（相火）	关冲	液门	中渚	支沟	天井	阳池
足少阳胆经（木）	足窍阴	侠溪	足临泣	阳辅	阳陵泉	丘墟

（3）十二原穴

十二经脉在腕、踝关节附近各有一个原穴。是脏腑原气经过和留止的部位，称为原穴，又称"十二原"。分别如下：即肺经之原太渊、心经之原神门、肝经之原太冲、脾经之原太白、肾经之原太溪、心包经之原大陵；六阳经经气"所过为原"穴，即胆经之原丘墟、胃经之原冲阳、三焦经之原阳池、膀胱经之原京骨、大肠经之原合谷、小肠经之原腕骨。

十二原穴的治疗作用：据《灵枢·九针十二原》云："十二原者，主治五脏六腑之有疾也。"能使三焦原气通达，从而能发挥其维护正气、抗御外邪的作用，对脏腑疾病常有较好的疗效。

（4）十五络穴

十二经脉的络穴（皆位于肘膝关节以下），加上任脉之络穴鸠尾（散于腹），督脉之络穴长强（散于头上），脾之大络大包（布于胸胁），共有十五络穴（表1-4）。

表1-4 十五络穴表

阴经	络穴	阳经	络穴
手太阴肺经	列缺	手阳明大肠经	偏历
手厥阴心包经	内关	手少阳三焦经	外关
手少阴心经	通里	手太阳小肠经	支正
足厥阴肝经	蠡沟	足少阳胆经	光明
足少阴肾经	大钟	足太阳膀胱经	飞扬
足太阴脾经	公孙	足阳明胃经	丰隆
任脉	鸠尾	督脉	长强
		脾大络	大包

十五络穴的治疗作用：主要是能沟通表里二经，有"一络而治两经"之说。取络穴治疗，不仅能治本经病，也能治其相表里之经病，而且治疗效果很好。

5.3 消毒

1）针具消毒：三棱针使用前应经过高压消毒法，或使用一次性三棱针。
2）医者消毒：医者双手应用肥皂水清洗干净，再用75％乙醇擦拭。
3）部位消毒：可用75％乙醇或碘伏在施术部位消毒。

5.4 行针

（1）进针角度

一般采用斜向进针，针体与血管呈一定角度，针尖朝上，针尾朝下，这样既不易针刺贯穿血管壁而发生血肿，又可以使血液顺势自然流出。同时，进针时要控制恰当的进针深度，过浅则达不到治疗效果，过深则又伤及血络。

（2）针刺手法

应根据不同的应刺部位和病情，选择合理的针法进行，其具体针法如前所述。注意进针手法要熟练，做到快、准、稳，针尖一定要"中营"。如果血络不明显，术前可轻微揉按局部，使血管充血，以便针刺放血。

（3）放血量

在使用刺血疗法治病的时候，如何正确地掌握出血量是一个关键的问题。出血量分为，微量：出血量在 1.0ml 以下（含 1.0ml）；少量：出血量在 1.1～5.0ml（含 5.0ml）；中等量：出血量在 5.1～10.0ml（含 10.0ml）；大量：出血量在 10.0ml 以上。

6 放血技术的适应证与禁忌证

6.1 适应证

放血疗法具有适应证广、奏效迅速等特点，通过刺激体表穴位达到调整脏腑功能、治疗疾病的目的。本治疗技术可用于治疗内科、外科、妇科、儿科、皮肤科、五官科等多种病证。

(1) 内科疾病

头痛、面瘫、面痛、中风后遗症、坐骨神经痛、三叉神经痛、落枕、四肢麻木、发热、腮腺炎、感冒、气管炎、咳嗽、哮喘、高血压、痛风、中暑、呕吐、泄泻、胃炎、郁证、肾绞痛、腹痛、遗尿等。

(2) 骨外科疾病

扭伤、坐骨神经痛、肩关节周围炎、带状疱疹、痔疮、腱鞘囊肿、肩周炎、蛇虫咬伤、腰腿痛、软组织损伤、关节炎、筋膜炎、肌纤维组织炎、梨状肌损伤、跟骨骨刺、骨折后功能障碍等。

(3) 妇科疾病

乳腺炎、痛经、闭经、带下症、功能性子宫出血、会阴剧痛、乳汁不足、产后尿潴留等。

(4) 儿科疾病

急性吐泻、疳积、百日咳、夜啼、高热、急惊风、夜磨牙、蛲虫病、肺炎、乙脑、小儿皮疹、小儿口疮、小儿夜啼症、小儿疳积症、流行性腮腺炎等。

(5) 皮肤科疾病

带状疱疹、痤疮、湿疹、疔疮肿毒、银屑病、斑秃、丹毒、传染性软疣、荨麻疹、神经性皮炎、风疹、头癣、牛皮癣、单纯疱疹等。

(6) 五官科疾病

睑腺炎、急性结膜炎、角膜炎、电光性眼炎、青光眼、急性扁桃体炎、喉痹、牙痛、咽喉肿痛、口疮、牙周炎、中耳炎、耳鸣、耳聋、缩舌等。

6.2 禁忌证

临床应用刺血疗法，有宜有忌。因此，必须根据患者的病情、体质以及刺血部位和某些特殊情况，灵活掌握，以防发生意外。概而言之，刺血禁忌有以下几个方面：

（1）在临近重要内脏的部位刺血，切忌深刺

内脏部位组织薄弱，脏器距离体表近，若针刺不当，或针刺过深，可能会碰破内脏毛细血管或损伤内脏实质，引起心、肺、肝等内脏损伤。

（2）动脉血管和较大的静脉血管，禁用刺血

对动脉血管和较大的静脉血管，包括较重的曲张静脉，应禁止刺血。刺大血管附近的穴位，亦须谨慎操作，防止误伤血管。

（3）虚证，尤其是血虚或阴液亏损患者，禁用刺血

《灵枢·血络论》指出："脉气盛而血虚者，刺之则脱气，脱气则仆。"因此，血虚（包括较重的贫血、低血压及常有自发性出血或损伤后出血不止的患者）应禁用刺血，以免犯虚虚之戒。血与汗同源，为津液所化生，故对阴液素亏或汗下太过者，禁用放血。若确须施用此法，应视病邪与正气盛衰而定，不宜多出血。

7 放血技术的优势与注意事项

(1) 优势

1) 容易接受。

2) 简便易学。

3) 制备简单。

4) 适应广泛。

5) 疗效显著。

6) 强身健体。

7) 方便及时。

8) 经济实惠。

9) 安全可靠。

(2) 注意事项

1) 刺血前必须详细检查三棱针，针尖是否锋利、光滑。

2) 注意严格消毒，防止感染。

3) 医者要掌握经络和解剖知识，选准穴位和部位针刺。操作时手法宜轻、稳、准、快，防止刺入过深，创伤过大，损害其他组织，更不可伤及动脉。

4) 点刺、散刺放血时，不可用力过猛，防止刺入太深而伤及血管或深部大血管，或创口过大而损伤其他组织。出血不宜过多。

5) 三棱针法刺激较强，治疗过程中须密切观察患者血压、心率变化，一有异常情况，及时处理。必要时，随时调整治疗方案或刺血手法，避免失血过度。

6) 放血后要避免抓挠，避免肢体接触冷水，不易待在温度太低的环境中，以免太冷影响血管收缩，不利于血液循环。

7) 放血后嘱患者勿暴怒、劳累、饥饿、惊恐，要安静休息，增加营养，忌食刺激性食物，以利于疾病的康复。

8) 三棱针刺血治疗后有一些患者感到疲倦无力和轻微的头昏、头晕，这是正常的失血反应，这时要让患者安静休息 2~3 天，并增加营养，3~6 天后症状可自行消失。间隔 10~15 天后再进行下一次治疗，随着患者疾病的恢复，刺血后的不适感也会减轻。

9) 出血较多时，患者宜多休息、多饮水后再离开。

10) 对体弱、贫血、低血压者、怀孕、新产后妇女、患者精神紧张、大汗、饥饿时均要慎重使用。凡是凝血功能障碍的患者和血管瘤患者，禁用本法。

11) 医者避免接触患者所出血液。

8 放血技术的异常反应及处理

（1）晕针

1）症状：在叩刺过程中，患者感到头晕、眼花、头痛、恶心呕吐、出冷汗，严重时脸色苍白、手脚发凉、心悸、头晕目眩、血压下降，甚至晕倒。

2）原因：刺激过度或突然猛刺以及刺激身体敏感部位等；患者恐惧害怕、精神紧张、神经过敏或过度兴奋；久病或体质过弱的患者；过度饥饿或过度疲劳所致；或因体位不适，或医生操作不当，手法过重等。

3）预防：放血前向患者做必要而充分的解释，消除患者的恐惧情绪和心理紧张等因素；对于疲劳或饥饿的患者，应给予适当的休息或喝些热开水或吃些食物；避免过强或突然猛烈的刺激，初诊患者应尽量避免刺激敏感部位。

4）处理：首先停止治疗，保持冷静，不要恐慌，让患者躺在床上，或让患者喝些热开水。严重者，用放血重刺激骶部或项部，或叩打人中、合谷、足三里等穴（或用针刺），促使其苏醒过来，逐步恢复正常。

（2）血肿

1）症状：出针后，刺血部位皮下出血引起肿痛，继而皮肤出现青紫色等现象。

2）原因：刺血时损伤小血管或皮肉受损，特别是针尖弯曲带钩更易发生；针口封闭，血液流出不畅，部分瘀血积蓄或拔罐时间过长。

3）预防：行针前，检查针具是否带钩；在施术时血管处应避免使用重刺激手法叩刺，施术后如出血较多，应用消毒棉球压迫止血。

4）处理：少量的皮下出血或局部小块青紫，一般不做处理，可自行消退。若局部肿胀疼痛较剧，青紫面积较大，叮嘱患者24～48小时内先做冷敷，24～48小时后热敷，以促进局部血肿消散吸收。

（3）动脉出血

1）症状：血射如线，流血不止。

2）原因：医生技术不熟，误刺动脉。

3）预防：为了避免刺血时损伤动脉，首先要熟悉穴位的解剖，掌握各穴位下有何重要血管及针刺深度与组织结构的关系；其次医生操作手法要熟练，严格掌握针刺的角度、深度。

4）处理：用消毒纱布做局部加压止血，出血即可停止。

（4）后遗症

1）症状：出针后，针刺局部仍遗留酸痛、胀痛、麻木等不适的感觉。

2）原因：常因医生手法过重，或因患者对刺血效应较为敏感，亦有因放血时间过长所致。

3）预防：放血手法不宜过重，放血量不宜过多，出针时可在其针孔局部按摩，以减少后遗症的发生。

4）处理：轻者在施术周围施以轻柔的按摩，即可改善或使之消失；重者除按摩外，可加以悬灸，多能消除其后遗症。

（5）感染

1）症状：刺血治疗几天后，伤口局部出现红肿热痛等情况，轻者一般没有全身症状，严重者可出现发热、怕冷、头痛头晕、疲倦等感觉。

2）原因：多因操作时消毒不严格所致。

3）预防：建立严格的消毒盒检查制度，加强针刺放血操作时的消毒观念，严格注意消毒，应包括术者的双手、针具及患者的穴位，彻底杜绝因消毒不严而导致的意外事故。

4）处理：轻者可在局部贴敷消炎膏药，严重者需要服用抗生素，并禁止继续在感染部位和该血管附近再进行放血疗法。

下篇

8

放血技术的临床应用

内 科 疾 病

1 感冒

1.1 感冒概述

感冒分为狭义和广义之分，狭义上指普通感冒，是一种轻微的上呼吸道（鼻及喉部）病毒性感染。广义上还包括流行性感冒，一般比普通感冒更严重，额外的症状包括发热、冷颤及肌肉酸痛，全身性症状较明显。流行性感冒多呈自限性，但发生率高，影响人群面广、量大，经济损失颇巨，且可以引起多种并发症。

1.1.1 概念

感冒是感受触冒风邪，邪犯卫表而导致的常见外感疾病，临床表现以恶寒、发热、鼻塞、流涕、喷嚏、咳嗽、头痛、全身不适、脉浮为其特征。

此病四季均可发病，但以冬春为多。感受当令之气而病情轻者多称为伤风、伤风感冒、冒风或冒寒。病情重者多与感受非时之邪有关，为重伤风。

临证以卫表及鼻咽症状为主，可见鼻塞、流涕、咽痒、咽痛、周身酸楚不适、恶风或恶寒，或有发热等。由于风邪有夹暑、夹湿、夹燥的不同，还可见有相关的症状。时行感冒多呈流行性，在同一时期发病人数剧增，且病证相似，多突然起病，恶寒、发热（多为高热）、周身酸痛、疲乏无力，病情一般较普通感冒为重。病程一般为 3~7 日。普通感冒一般不传变，时行感冒少数可传变入里，变生他病。

1.1.2 病因病机

（1）中医病因病机

六淫病邪风寒暑湿燥火均可为感冒的病因，因风为六气之首，百病之长，故风为感冒的主因。六淫侵袭有当令之时气和非时之气。由于气候突变，温差增大，感受当令之气，如春季受风，夏季受热，秋季受燥，冬季受寒等病邪而病感冒；再就是气候反常，春应温而反寒，夏应热而反凉，秋应凉而反热，冬应寒而反温，人感"非时之气"而病感冒。六淫之间可单独致感冒，但常常是互相兼夹为病，以风邪为首，冬季夹寒，春季夹热，夏季夹暑湿，秋季夹燥，梅雨季节夹湿邪等。由于临床上以冬、春两季发病率较高，故而以夹寒、夹热为多见而成风寒、风热之证。

除了风邪，时行病毒是一种具有强烈传染性的外在致病因素，其特点是致病性强、从口鼻而入，有传染性，易于流行。多由四时六气失常，非其时而有其气伤人致病。在这种情况下，人体抗御外邪的能力相对减弱，造成在同一时间、同一地区大面积的发病，且不限于季节性。时行病毒也可兼夹寒、热、暑、湿、燥邪，但以风寒、风热居多。

六淫病邪或时行病毒能够侵袭人体引起感冒，除因邪气特别盛外，还与人体的正气失调有关。或是由于正气素虚，或是素有肺系疾病，不能调节肺卫而感受外邪。即使体质素健，若因生活起居不慎，如疲劳、饥饿而机体功能状态下降，或因汗出衣裹冷湿，或餐凉露宿，冒风沐雨，或气候变化时未及时加减衣服等，正气失调，腠理不密，邪气得以乘虚而入。

(2) 西医病因病理

感冒有普通感冒与时行感冒之分，中医感冒与西医学感冒基本相同，普通感冒相当于西医学的普通感冒、上呼吸道感染，时行感冒相当于西医学的流行性感冒。

急性上呼吸道感染有 70%～80% 由病毒引起。主要有流感病毒（甲、乙、丙）、副流感病毒、呼吸道合胞病毒、腺病毒、鼻病毒、埃可病毒、柯萨奇病毒、麻疹病毒、风疹病毒。细菌感染可直接或继病毒感染之后发生，以溶血性链球菌为多见，其次为流感嗜血杆菌、肺炎球菌和葡萄球菌等。偶见革兰阴性杆菌。其感染的主要表现为鼻炎、咽喉炎或扁桃体炎。

当有受凉、淋雨、过度疲劳等诱发因素使全身或呼吸道局部防御功能降低时，原已存在于上呼吸道或从外界侵入的病毒或细菌可迅速繁殖，引起发病，尤其是老幼体弱或有慢性呼吸道疾病如鼻窦炎、扁桃体炎者，更易罹病。

1.1.3　临床表现

感冒起病较急，骤然发病，无潜伏期（或潜伏期极短）。病程短，少者 3～5天，多者 7～8 天。以肺卫症状为主症，如鼻塞、流涕、喷嚏、咳嗽、恶寒、发热、全身不适等。症状表现呈多样化，以鼻咽部痒、干燥、不适为早期症状，继则喷嚏、鼻塞、鼻涕或疲乏、全身不适等，轻则上犯肺窍，症状不重，易于痊愈；重则高热、咳嗽、胸痛，呈现肺卫证候。

时行感冒起病急，全身症状较重，高热，体温可达39~40℃，全身酸痛，待热退之后，鼻塞流涕、咽痛、干咳等肺系症状始为明显。重者高热不退，喘促气急，唇甲青紫，甚则咯血，部分患者出现神昏谵妄，小儿可发生惊厥，出现传变。

1.1.4 临床诊断

(1) 中医诊断

1）根据气候突然变化，有伤风受凉，淋雨冒风的经过，或时行感冒正流行之际。

2）起病较急，病程较短，病程3~7天，普通感冒一般不传变。

3）初起鼻咽部痒而不适，鼻塞、流涕，喷嚏，语声重浊或声嘶，恶风，恶寒，头痛等。继而发热，咳嗽，咽痛，肢节酸重不适等。部分患者病及脾胃，而兼有胸闷，恶心，呕吐，食欲减退，大便稀溏等。

时行感冒呈流行性发病，多人同时发病，迅速蔓延。起病急，全身症状显著，如高热，头痛，周身酸痛，疲乏无力等，而肺系症状较轻。

4）四季皆有，以冬春季为多见。

(2) 西医诊断

1）血常规。病毒性感染见白细胞计数正常或偏低，淋巴细胞比例升高。细菌感染有白细胞计数与中性粒细胞增多和核左移现象。

2）病毒和病毒抗原的测定。视需要可用免疫荧光法、酶联免疫吸附检测法、血清学诊断法、病毒分离和鉴定以判断病毒的类型，区别病毒和细菌感染。细菌培养判断细菌类型和药敏试验。

3）根据病史、流行情况、鼻咽部发炎的症状和体征，结合周围血常规和胸部X线检查可做出临床诊断。

1.2 放血技术在感冒中的应用

技术一

放血部位 大椎（图2-1）。

操作规程 令患者俯伏或正坐低头，于第七颈椎棘突下凹陷中，用三棱针点刺出血，然后，在此位置拔火罐，留罐5~20分钟（具体时间根据年龄及个人皮肤情况而定，以不起水疱为度）。放血量以5~20ml为好。

配穴：咽痛甚加少商、商阳点刺放血。头痛甚配太阳、风池针刺。发热甚加耳穴放血。

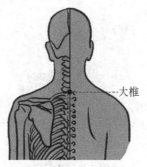

图 2-1　大椎穴

疗程：以 3 次为宜，一般不超过 5 天。

技术二

放血部位　耳尖（图 2-2）。

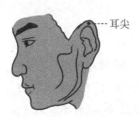

图 2-2　耳尖

操作规程　患者取坐位，常规消毒后，用左手将耳尖皮肤捏紧，右手拇指、食指、中指以执笔式持三棱针点刺 1～2 下，然后用双手挤压，挤压出血后，用酒精棉球擦净，如此反复挤压，直到血色变淡时停止，然后用消毒干棉球按压针孔。

每日 1 次，连续 3～4 次，双侧耳尖交替放血。

注：此法适用于流行性感冒和风热感冒。

技术三

放血部位　大椎、太阳（图 2-3）。

操作规程　患者取仰卧位，先取两侧太阳穴，常规消毒后，用三棱针浅刺穴位，每穴刺 2～3 下，挤出少量血液，然后用小型火罐闪火法拔罐，留罐 3～5 分钟，观察到出血停止即可起罐。

然后取俯卧位，选定大椎穴，常规消毒后，用三棱针浅刺 3～5 下，然后用

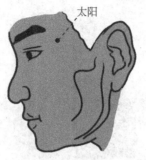

图 2-3　太阳穴

中型火罐闪火法拔罐，留罐 5～10 分钟。

隔日治疗 1 次，3～5 次为宜。

注：此法适用于普通感冒。

1.3　临床备要

（1）适宜食用

宜多饮开水；饮食宜清淡稀软：宜食白米粥、牛奶、玉米面粥、米汤、烂面、蛋汤、藕粉糊、杏仁粉糊等流质或流质饮食；可食用乌梅、山楂等酸味食品，可提高食欲；多吃富含维生素的水果与蔬菜，如油菜、苋菜、菠菜、茭白、西瓜、冬瓜、丝瓜、黄瓜、西红柿、藕、柑橘、苹果、枇杷、甘蔗、荸荠等。

（2）不宜食用

忌用油腻荤腥及甘甜食品，故大鱼大肉、糯米甜食、油炸糕等不宜服食；不宜食辣椒、狗肉、羊肉等辛热的食物，以免伤气灼津、助火生痰；忌饮酒和浓茶。

（3）预防护理

避免与感冒患者接触，特别是手的接触；保持个人良好卫生习惯能减少鼻病毒感冒的传播；服用维生素 C 可预防感冒。

2 慢性支气管炎

2.1 慢性支气管炎概述

是一种呼吸系统的常见病,早期症状轻微,多于冬季发作,春夏缓解。晚期因炎症加重,症状可常年存在。其病理学特点为支气管腺体增生和黏膜分泌增多。病情呈缓慢进行性进展,常并发阻塞性肺气肿,严重者常发生肺动脉高压甚至肺源性心脏病。

2.1.1 概念

慢性支气管炎是气管、支气管黏膜及其周围组织的慢性非特异性炎症。临床上以咳嗽、咳痰为主要症状,每年持续 3 个月,连续 2 年或 2 年以上。急性发作期主要是控制感染、镇咳祛痰和平喘。

2.1.2 病因病机

(1) 中医病因病机
本病是一种多病因的疾病,如感染、吸烟、大气污染、免疫功能低下、自主神经功能失调等均可诱发本病。主要病机为肺脏虚弱、肺失宣肃;其病位在肺、脾、肾;病性虚实夹杂,虚以气虚为主,或兼阴虚;实以痰饮停聚为主,日久夹瘀。

(2) 西医病因病理
本病的病因尚不完全清楚,可能是多种因素共同作用的结果。有害气体和有害颗粒如香烟、烟雾、粉尘、刺激性气体。这些理化因素可损伤气道上皮细胞,导致气道净化功能下降,并刺激黏膜下感受器,副交感神经功能亢进,使气管平滑肌收缩,腺体分泌亢进,呼吸道阻力增加。

感染因素:病毒、支原体、细菌等感染是慢性支气管炎发生发展的重要原因之一。感染因素造成气道黏膜损伤和慢性炎症。病毒感染以流感病毒、鼻病毒、腺病毒和呼吸道合胞病毒为多见。细菌常继发于病毒感染,常见病原体为肺炎链球菌、流感嗜血杆菌、卡他莫拉菌和葡萄球菌。其他还与免疫、年龄和气候等有关。

2.1.3 临床表现

起病缓慢，病程长，反复急性发作导致病情加重。

（1）症状

1）咳嗽：一般晨间咳嗽为主，睡眠时有阵咳和排痰。随着病情发展，咳嗽终年不愈。

2）咳痰：一般为白色黏液性或浆液泡沫性，偶可带血。清晨排痰较多，起床后和体位变动可刺激排痰。

3）气短或喘息：喘息明显者常称为喘息性支气管炎，部分可能合并支气管哮喘。若伴有肺气肿时可表现为活动后气短。

（2）体征

早期多无任何异常体征，急性发作期可在背部或肺底部闻及散在干、湿啰音，咳嗽排痰后啰音可减少或消失。如合并哮喘，可闻及广泛哮鸣音并伴呼气延长。

（3）实验室检查

1）X线：早期无异常。反复发作后，可表现为肺纹理增粗、紊乱，呈网格或条索状、斑点状阴影，以双下肺明显。

2）呼吸功能检测：早期无异常。病情进展可出现小气道阻塞，最大呼吸流速-容量曲线在75%和50%肺容量时，流量明显降低。

3）血液检查：细菌感染时偶可出现白细胞总数和（或）中性粒细胞增高。

4）痰液检查：急性发作期可培养出致病菌。

2.1.4 临床诊断

1）临床上以咳嗽、咳痰为主要症状，或伴有喘息，每年发病持续3个月，并连续2年或2年以上（临床上虽有咳嗽、咳痰、喘息症状，并连续2年或2年以上，但每年发病持续不足3个月的患者，若有明确的客观依据，如X线、肺功能等也可诊断）。

2）排除具有咳嗽、咳痰喘息症状的其他疾病。

符合以上2条，可诊断为慢性支气管炎。

2.2 放血技术在慢性支气管炎中的应用

技术一

放血部位 肺俞（图2-4）。

操作规程 常规消毒，用三棱针点刺肺俞1～2mm，然后用双手挤出鲜血

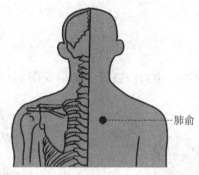

图 2-4 肺俞穴

1～2滴后，用中号玻璃罐在该处拔罐，留罐 5～10 分钟。
隔日治疗 1 次，10 次为 1 疗程。

技术二

放血部位 脊柱两侧背俞穴，大杼–肾俞（图 2-5）。

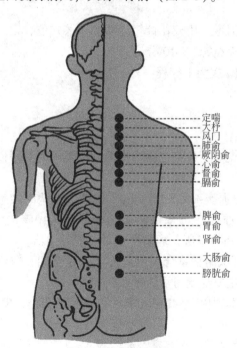

定喘
大杼
风门
肺俞
厥阴俞
心俞
督俞
膈俞

脾俞
胃俞
肾俞

大肠俞

膀胱俞

图 2-5 脊柱两侧背俞穴

操作规程 常规消毒，用梅花针中度叩刺脊柱两侧背俞穴 5～10 次，以叩刺处皮肤红润、轻微渗血为度，然后闪火拔罐 5～10 分钟。

隔日治疗 1 次，10 次为 1 疗程。

技术三

放血部位　肺俞、定喘、中府、膏肓、膻中（图 2-6、图 2-7）。

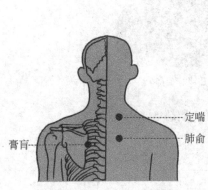
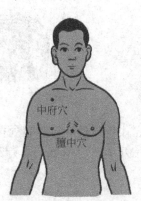

图 2-6　肺俞、定喘、膏肓穴　　　图 2-7　中府、膻中穴

操作规程　常规消毒，用梅花针轻度叩刺上述穴位，以叩刺处皮肤红润、轻微渗血为度，然后闪火拔罐 5～10 分钟。

隔日治疗 1 次，10 次为 1 疗程。

2.3　临床备要

在临床上，慢性支气管炎在放血治疗的同时可适当参考以下治疗原则。

（1）急性发作期

1）控制感染：根据痰细菌培养及抗生素敏感试验的结果进行抗感染药物的选择，对未能确定病原菌者可采取经验治疗。可选用喹诺酮类、大环内酯类、β-内酰胺类或磺胺类药物口服，病情严重者可静脉用药。

2）镇咳祛痰：可试用甘草合剂或复方氯化铵合剂，祛痰可应用溴己新，盐酸氨溴索等，干咳为主要症状时可用镇咳药物。

3）平喘：有气喘者加用解痉平喘药，如茶碱类药物、β_2-受体激动剂等。

（2）缓解期

1）戒烟，避免有害气体和有害颗粒的吸入。

2）增强体质，预防感冒。

3）反复呼吸道感染者可试用免疫调节剂或中医中药，如卡介苗多糖核酸、细菌溶解产物、胸腺肽等。

3 哮喘

3.1 哮喘概述

支气管哮喘是由多种细胞参与的慢性气道炎症，在易感者中此种炎症可引起反复发作的喘息、气促、胸闷和（或）咳嗽等症状，多在夜间和（或）凌晨发生，气道对多种刺激因子反应性增高。但症状可自行或经治疗缓解。全世界约有1亿哮喘患者，故其已成为严重威胁公众健康的一种主要慢性疾病，我国哮喘的患病率约为1%，儿童可达3%，据测算全国约有1千万以上哮喘患者。

3.1.1 概念

哮喘（支气管哮喘），是一种以嗜酸粒细胞、肥大细胞、T细胞、中性粒细胞、气道上皮细胞和细胞组分参与的气道变应性炎症和气道高反应性为特征的疾病。易感者对此类炎症表现为不同程度的可逆性气道阻塞症状。临床上表现为反复发作性伴有哮鸣音的呼气性呼吸困难、胸闷或咳嗽，可自行缓解或治疗后缓解。

3.1.2 病因病机

(1) 中医病因病机

本病与中医学的"哮病"相类似。哮病是由于宿痰伏肺，遇诱因或感邪引触，以致痰阻气道，肺失肃降，痰气搏击所引起的发作性痰鸣气喘疾病。发作时喉中哮鸣有声，呼吸气促困难，甚至喘息不能平卧为主要表现。

哮喘病发作的基本病理变化为"伏痰"，每因外感、饮食、情志、劳倦等诱因而引触，邪气触动停积之痰，痰随气升，气因痰阻，痰气壅塞于气道，气道狭窄挛急，通畅不利，肺气宣降失常而喘促，痰气相互搏击而致痰鸣有声。

哮喘病发作时的病理环节为痰阻气闭，以邪实为主。由于病因不同，体质差异，又有寒哮、热哮之分。哮因寒诱发，素体阳虚，痰从寒化，属寒痰为患则发为冷哮；若因热邪诱发，素体阳盛，痰从热化，属痰热为患则发为热哮。

(2) 西医病因病理

过敏体质、遗传因素、神经因素为发病的主要病因，呼吸道感染、理化刺激（油漆、油烟、煤气）、气候变化、精神因素为诱发因素。

其病理特征为支气管反应性增强，导致支气管平滑肌痉挛，黏膜充血水肿，管腔内充满大量黏液，支气管平滑肌增厚，黏膜下腺体肥大、增生，嗜酸粒细胞浸润和纤毛上皮的损伤、脱落，哮喘缓解后可恢复正常。晚期可并发阻塞性肺气肿。

3.1.3 临床表现

根据变应原的有无和发病年龄的不同，临床上分为外源性哮喘和内源性哮喘。外源性哮喘常在童年、青少年时发病，多有家族过敏史，为Ⅰ型变态反应。内源性哮喘则多无已知变应原，在成年人发病，无明显季节性，少有过敏史，可能由体内感染灶引起发作性伴有哮鸣音的呼气性呼吸困难、发作性胸闷或咳嗽。有些青少年表现为运动时出现胸闷和呼吸困难（运动性哮喘）。

胸部过度充气，广泛哮鸣音，呼气相延长。严重哮喘可出现心率增快、奇脉、胸腹反常运动、发绀，甚至不出现哮鸣音。合并呼吸道感染时，肺部可闻及湿啰音。

3.1.4 临床诊断

1）反复发作的喘息、呼吸困难、胸闷、咳嗽，多有诱因。
2）发作时双肺弥漫性哮鸣音，以呼气相为主，呼气相延长。
3）治疗后可缓解或自行缓解。
4）症状不典型者至少应有以下的一项阳性：
A. 支气管激发试验或运动试验阳性。
B. 支气管舒张试验阳性（经吸入 β_2 肾上腺素受体激动剂，FEV_1 增加 15% 以上，且 FEV_1 增加绝对值>200ml）。
C. 呼气流量峰值（PEF）日内变异率或昼夜波动率≥20%。
5）除外其他疾病所引起的喘息、气急、胸闷和咳嗽。

3.2 放血技术在哮喘中的应用

技术一

放血部位 主要穴位：肺俞、风门（图2-8）；辅助穴位：丰隆（图2-9）、尺泽（图2-10）。

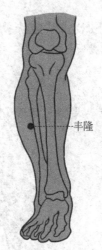

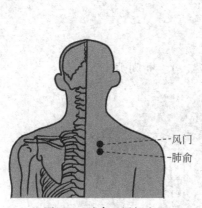

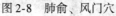

图 2-8 肺俞、风门穴　　　　图 2-9 丰隆穴

操作规程　选准穴位，常规消毒，用三棱针点刺所选穴位或穴位附近瘀阻明显的血管 2~3 下，见轻微渗血后，闪火拔罐，留罐时间为 5 分钟。

隔日治疗 1 次，10 次为 1 疗程。

技术二

放血部位　主要穴位为大椎、定喘（双）、肺俞（双）（图 2-11）；辅助穴位，脾虚痰多者加脾俞、中脘、丰隆；气喘者可加天突、膻中、肾俞。

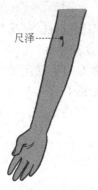

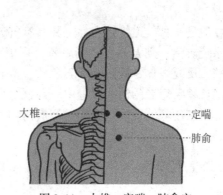

图 2-10 尺泽穴　　　　图 2-11 大椎、定喘、肺俞穴

操作规程　常规消毒，用梅花针重度叩刺大椎及双侧定喘、肺俞穴，使叩刺处有血液渗出；轻度叩刺脾俞、肾俞等穴位。然后在上述穴位加拔火罐 5~10 分钟，起罐后用消毒干棉球擦净血液。中脘、丰隆、天突、膻中等辅助穴位可同时

用毫针针刺。

每日治疗 1 次，待症状缓解后，可隔日 1 次，改用中度或轻度叩刺加拔火罐，10 次为 1 疗程。

技术三

放血部位　天突—鸠尾（图 2-12）、肋间隙。

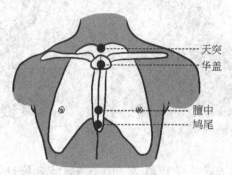

图 2-12　天突—鸠尾穴

操作规程　嘱患者仰卧位，常规消毒，用梅花针轻度叩刺上述穴位，以叩刺处皮肤红润、轻微渗血为度，然后闪火拔罐 5 ~ 10 分钟。

隔日治疗 1 次，10 次为 1 疗程。

3.3　临床备要

认识到哮喘是一种气道慢性炎症，并具有气道高反应性的临床特征，如果能坚持合理的系统防治，则大多数哮喘患者是可以有效控制病情，并能正常生活、学习和工作的。反复发作常因防治不当所致，常导致难以逆转的肺功能损害，因此，临床在确诊哮喘患者的治疗过程中，必须对哮喘的并发症有清晰的认识，防止发生并发症，控制环境促发因素，监测病情和系统合理治疗，积极做好预防调护宣教工作。

3.3.1　急性并发症

（1）猝死
猝死是支气管哮喘最严重的并发症，因其常常无明显先兆症状，一旦突然发生，往往来不及抢救而死亡。

（2）下呼吸道和肺部感染
哮喘约有半数系因上呼吸道病毒感染而诱发，由此呼吸道的免疫功能受到干扰，容易继发下呼吸道和肺部感染。因此，应努力提高哮喘患者的免疫功能，保持气道通畅，清除气道内分泌物，保持病室清洁，预防感冒，以减少感染；一旦有感染先兆，应根据细菌和药敏选用适当抗生素治疗。

（3）水电解质和酸碱失衡

由于哮喘发作，缺氧，摄食不足，脱水，心、肝尤其是呼吸和肾功能不全，常常并发水、电解质和酸碱失衡，这些均是影响哮喘疗效和预后的重要因素。要维持水、电解质和酸碱平衡，每天甚至需要随时监测电解质和进行动脉血气分析，及时发现异常，及时处理。

（4）气胸和纵隔气肿

由于哮喘发作时气体潴留于肺泡，使肺泡含气过度，肺内压明显增加，慢性哮喘已并发的肺气肿会导致肺大泡破裂，形成自发性气胸；应用机械通气时，气道和肺泡的峰压过高，也易引起肺泡破裂而形成气压伤，引起气胸甚至伴有纵隔气肿。

（5）呼吸衰竭

严重哮喘发作通气不足、感染、治疗和用药不当、并发气胸、肺不张和肺水肿等均是哮喘并发呼吸衰竭的常见诱因，一旦出现呼吸衰竭，由于严重缺氧，CO_2 潴留和酸中毒，哮喘治疗更加困难，因此要消除和减少诱因，预防发生；发生后要按呼吸衰竭抢救。

（6）多脏器功能不全和多脏器衰竭

由于严重缺氧、严重感染、酸碱失衡、消化道出血及药物的毒性作用，重症哮喘常并发多脏器功能不全甚至功能衰竭，要预防和纠正上述诱因，需积极改善各重要脏器的功能。

3.3.2 远期并发症

（1）发育不良和胸廓畸形

儿童哮喘，常常引起发育不良和胸廓畸形，究其因素是多方面的，如营养不足、低氧血症、内分泌紊乱等，有报道长期全身使用皮质激素的患儿，有 30% 发育不良。

（2）慢阻肺，肺动脉高压和慢性肺心病

其发病与哮喘引起的长期或反复气道阻塞、感染、缺氧、高碳酸血症、酸中毒及血液黏稠度增高等有关。

3.3.3 预防护理

1）在明确变应原后应避免与其再接触。例如，如是由于室内尘埃或螨诱发哮喘的发作，就应保持室内的清洁，勤晒被褥，而且应常开窗户通风，保持室内空气的清新。

2）不宜在室内饲养猫、犬等小动物。

3）平时应注意孩子的体格锻炼，如常用冷水洗浴，干毛巾擦身等进行皮肤锻炼，以便肺、气管、支气管的迷走神经的紧张状态得到缓和。

4）加强营养，避免精神刺激、避免感冒和过度疲劳等，对预防哮喘的发作也有着重要的作用。

4 失眠

4.1 失眠概述

失眠是临床常见病症之一，虽不属于危重疾病，但妨碍人们正常生活、工作、学习和健康，并能加重或诱发心悸、胸痹、眩晕、头痛、中风病等病症。顽固性的失眠给患者带来长期的痛苦，甚至形成对安眠药物的依赖，而长期服用安眠药物又可引起医源性疾病。

4.1.1 概念

正常的睡眠是大脑皮质功能正常的表现，一旦大脑皮质的兴奋和抑制过程失调，就会出现睡眠障碍。失眠是指无法入睡或无法保持睡眠状态，导致睡眠不足。又称入睡和维持睡眠障碍，为各种原因引起入睡困难、睡眠深度或频度过短、早醒及睡眠时间不足或质量差等。

4.1.2 病因病机

（1）中医病因病机

中医学称本病为"不寐"、"目不瞑"、"不得卧"。认为是由于情志、饮食内伤，或病后及年迈、禀赋不足、心虚胆怯等病因，而引起的气血阴阳失和、心神失养或心神不安，从而导致经常不能获得正常的睡眠。治宜疏肝泻热、滋阴降火、宁心安神、调和气血。

（2）西医病因病理

现代医学认为本病病因主要是精神因素，如焦虑、紧张、惊恐、消化不良，还有高血压、动脉硬化等均易导致大脑皮质调节功能失衡，而以兴奋占优势，破坏了高级神经正常规律而出现失眠。

4.1.3 临床表现

症状轻重不一，轻者仅表现入睡困难，到后半夜才能睡着或睡眠不深，易惊易醒，亦有入睡容易，半夜早醒，醒后不能再睡。还伴有心悸、多梦、头重、精神不振、记忆力减退等全身症状。

4.1.4 临床诊断

1）入睡困难。

2）不能熟睡，睡眠时间减少；不能消除疲劳、恢复体力与精力。

3）早醒、醒后无法再入睡。

4）频频从噩梦中惊醒，自感整夜都在做噩梦。

5）睡过之后精力没有恢复。

6）发病时间可长可短，短者数天可好转，长者持续数日难以恢复。

7）容易被惊醒，有的对声音敏感，有的对灯光敏感。

8）很多失眠的人喜欢胡思乱想。

9）长时间的失眠会导致神经衰弱和抑郁症，而神经衰弱患者的病症又会加重失眠。

以上有任何一项或几项都可以进行诊断。

但在诊断过程中临床上需注意与下述睡眠障碍相鉴别。

1）继发性失眠：①任何影响中枢神经系统的躯体疾病；②身体方面的痛苦或不适，如皮肤疾病的瘙痒或疼痛、癌性疼痛等，常造成失眠；③酒、咖啡、茶或药物等引起的失眠；④精神疾病，大多数精神障碍患者有失眠症状，特别是焦虑症及抑郁症患者几乎均有失眠，只要临床表现（包括病史、体检、各种检查结果）足以诊断以上疾病之一者，原发性失眠诊断不予考虑。

2）其他睡眠障碍：如夜惊，梦魇患者可有失眠，若有典型的夜惊和梦魇症状则不考虑失眠症。

3）一过性失眠障碍：这在日常生活中常见，不需任何治疗，身体可做自然调节，故病程不足者不诊断失眠。

4.2　放血技术在失眠中的应用

技术一

放血部位　督脉经线和足太阳膀胱经第一侧线（从项至腰部）（图2-13）。

操作规程　患者俯卧位，常规消毒，用梅花针自上而下叩打督脉经线和足太阳膀胱经第一侧线，每条经叩 3 ~ 5 遍，至皮肤潮红、轻微渗血为度；然后闪火拔罐，留罐时间为 5 ~ 10 分钟。

隔日治疗 1 次，10 次为 1 疗程。

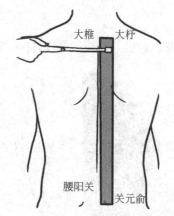

图 2-13 督脉经线和足太阳膀胱经第一侧线

技术二

放血部位 夹脊穴（从项至腰部），图 2-14。夹脊穴的定位当在脊中线旁开 0.3~1.0寸。

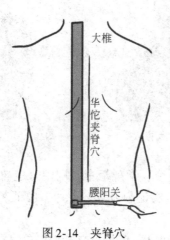

图 2-14 夹脊穴

操作规程 患者俯卧位，常规消毒，用梅花针自上而下从项至腰部叩刺 3~5 分钟，刺激量以患者可以耐受为度，叩至皮肤潮红隐隐出血为度；然后闪火拔罐，留罐时间为 5~10 分钟。

隔日治疗 1 次，10 次为 1 疗程。

技术三

放血部位　百会、大椎、神庭、印堂（图 2-15～图 2-17）。

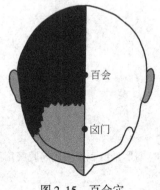

图 2-15　百会穴

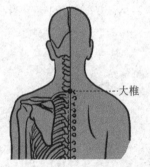

图 2-16　大椎穴

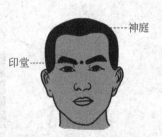

图 2-17　神庭、印堂穴

操作规程　患者取坐位，常规消毒，用中号三棱针刺破穴位周围相应的血络，针刺深度为 2～5mm，实证刺血较多一些，虚证刺血较少一些。一般每穴出血 0.5～1ml。

每周 3 次，每次 2 个穴位，相互交替，6 次为 1 疗程。

技术四

放血部位　头部督脉及左右膀胱经、胆经（督脉：印堂-神庭-风府-大椎，图 2-18；膀胱经：眉冲-天柱，图 2-19；胆经：颔厌-曲鬓-率谷-完谷-本神-阳白-头临泣-风池，图 2-20）。

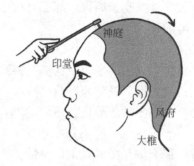

图 2-18　督脉

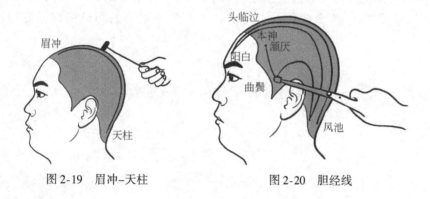

图 2-19　眉冲–天柱　　　　　　图 2-20　胆经线

操作规程　患者取坐位，常规消毒，用梅花针针刺头部 5 条经线，针头一定要对准经络、穴位，逐经、逐穴叩刺，每条经线往返叩打 3 ~ 5 次，以局部皮肤潮红微出血为度。

隔日治疗 1 次，10 次为 1 疗程。

4.3　临床备要

临床在治疗失眠过程中，需要患者的高度配合，做好卧室卫生，配置舒适的寝具，养成良好的睡眠习惯，进行失眠的自我调整。

（1）调整情绪

树立信心，加强自信。寻求合理、有效的方法战胜失眠，失眠不是一种严重疾病，1 天或几天少睡几个小时没关系，不要将它看得太严重，认为它对自己的人生会造成多坏的影响。

（2）分析原因

分析出自己产生失眠的原因是什么，是因为情绪太过于激情，还是因为心情不好，或者说工作压力过大等，找到了原因，那么对自己的失眠就有一个更客观全面的认识，从而不会过度的忧虑与害怕。

(3) 自由联想

闭上眼睛，想象一个自由的放松的场景，比如，喜欢森林，那就想象自己在森林中呼吸新鲜的空气；喜欢大海，就想象着自己在海边轻松地散步，迎面吹来的海风，非常的舒适等等。这样有助于放松，更快地进入睡眠。

(4) 不要赖床

如果躺在床上睡不着，那么就起床做其他的事情，如看书、看电影等。直到自己困了时，再躺到床上去。因为如果在床上睡不着时，没有其他的事做，会觉得时间过得很慢，往往只过去了十分钟，可能觉得好像过了一个小时，这样一来，就会觉得自己这么久还没有睡着，而产生一系列的不良情绪，更加影响睡眠。

5 高血压

5.1 高血压概述

高血压是最常见的慢性病，也是心脑血管病最主要的危险因素，脑卒中、心肌梗死、心力衰竭及慢性肾脏病是其主要并发症。高血压患病率随年龄增长而升高；女性在更年期前患病率略低于男性，但在更年期后迅速升高，甚至高于男性；高纬度寒冷地区患病率高于低纬度温暖地区，高海拔地区高于低海拔地区；高血压与饮食习惯也有关，盐、饱和脂肪摄入量越高，平均血压水平和患病率也越高。我国人群高血压流行有两个比较显著的特点：从南方到北方，高血压患病率呈递增趋势；不同民族之间高血压患病率也有一些差异，生活在北方或高原地区的民族患病率较高，而生活在南方或非高原地区的民族患病率则较低，这种差异可能与地理环境、生活方式等有关。

5.1.1 概念

高血压是指在静息状态下动脉收缩压和（或）舒张压增高（>140/90mmHg），常伴有脂肪、糖代谢紊乱以及心、脑、肾和视网膜等器官功能性或器质性改变，导致高级神经中枢功能失调引起的全身性疾病，晚期可出现心、脑、肾器官病变。高血压分为原发性和继发性两种。原发性高血压是指病因未明，以血压升高为主要表现的一种独立疾病，约占高血压患者的90%。继发性高血压，系作为某种疾病的一种症状出现。如肾脏、内分泌、颅脑疾病而发生的高血压，又称症状性高血压。

5.1.2 病因病机

(1) 中医病因病机

中医学将本病归属"头病"、"眩晕"、"肝风"等范畴。中医学认为，高血压是由于机体阴阳平衡失调而产生的结果。阴虚为本，阳亢为标，病变与五脏有关，最主要涉及心、肝、肾，在标为肝，在本为肾，临床表现以肝肾阴虚或肝阳上亢为主要症状，以阴损于前，阳亢于后为主要特点，到了病程后期，发展为阴阳两虚。调理脏腑功能，恢复阴阳平衡，是中医中药治疗高血压的基本原则。

（2）西医病因病理

病因未明。半数患者有家族史，可能与遗传倾向、长期紧张、饮食中的钠盐含量过高、肥胖体型、吸烟酗酒、不良环境刺激、内分泌因素等有关。上述内外因素综合导致大脑皮质的兴奋与抑制过程失调，皮质血管调节中枢，形成了以血管收缩神经冲动占优势的兴奋灶，使全身细小动脉痉挛，外周血管阻力增加，导致血压升高；久则管壁增厚变硬，在中等及大动脉内出现脂质沉积，形成粥样斑块血栓，多发于冠状动脉、脑动脉、肾动脉、下肢动脉。

5.1.3　临床表现

1）本病早期约半数患者无明显症状，常在体检时偶然发现。

2）常见症状主要有头痛头晕、失眠烦闷、心悸耳鸣、注意力不集中，烦躁易怒、记忆力减低、腰酸疲乏、颈项强直等症。

3）随着病情发展，后期则多累及心、脑、肾、眼底等器质性损害和功能障碍，引起高血压性心脏病、高血压脑病、肾功能减退或尿毒症等。

5.1.4　临床诊断

按 WHO 的标准，人体正常血压为收缩压 ≥140mmHg 和（或）舒张压 ≥90mmHg，即可诊断为高血压。正常人的收缩压随年龄增加而升高，故高血压的发病率也随着年龄的上升而升高。

诊断高血压时，必须多次测量血压，至少有连续两次舒张压的平均值在 90mmHg 或以上才能确诊为高血压。仅一次血压升高者尚不能确诊，但需随访观察。

临床高血压分类见表 2-1。

表 2-1　临床高血压分类表

高血压的类别	收缩压（mmHg）	舒张压（mmHg）
正常血压	120～129	80～84
正常高值	130～139	85～89
高血压	≥140	≥90
1 级高血压（轻度）	140～159	90～99
2 级高血压（中度）	160～179	100～109
3 级高血压（重度）	≥180	≥110
单纯收缩期 高血压	≥160	<90

5.2　放血技术在高血压中的应用

技术一

放血部位　耳尖（双侧）（图2-21）。

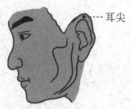

图2-21　耳尖

操作规程　患者取坐位，常规消毒，用三棱针点刺双侧耳尖，每侧耳尖放血5~10滴，放血完毕后，用酒精棉球消毒针眼处。

隔日治疗1次，10次为1疗程。

技术二

放血部位　大椎（图2-22）、曲泽（图2-23）、委中（图2-24）。

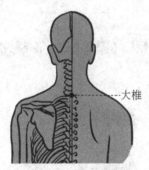

图2-22　大椎穴

操作规程　患者取俯卧位，常规消毒，用中号三棱针点刺大椎穴2~3次，挤捏穴位出血3~5滴，然后闪火拔罐，留罐时间为5~10分钟。曲泽、委中每次取一穴放血。

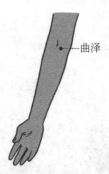

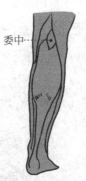

图 2-23　曲泽穴　　　　图 2-24　委中穴

曲泽放血：患者取俯卧位，在曲泽穴上下推按，使瘀血积聚，常规消毒，用中号三棱针在曲泽穴附近明显的小静脉点刺，深度约 2mm，点刺后立即出针，挤压针眼附近，使出血 5～10 滴，然后用酒精干棉球按压针孔止血。

委中放血：患者取站立位，委中穴附近常规消毒，左手拇指压在被刺部位下端，右手用中号三棱针在委中部青紫脉络处与皮肤成 60°角斜刺入静脉后迅速出针，出血量约 10～20ml。可轻压静脉上端，以助瘀血流出，然后用酒精干棉球按压针孔止血，在针眼处敷以创可贴，预防感染。

每周治疗 2 次，8 次为 1 疗程。

技术三

放血部位　太阳穴（双侧）（图 2-25）。前额头痛加印堂穴；巅顶头痛加百会与四神聪。

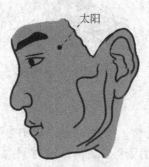

图 2-25　太阳穴

操作规程　患者取坐位，常规消毒，用中号三棱针点刺上述穴位出血，每穴出血量 3～5 滴（用于肝阳上亢型高血压疗效比较好）。

每周治疗 2 次，8 次为 1 疗程。

技术四

放血部位　肝俞穴（双侧）（图 2-26）。

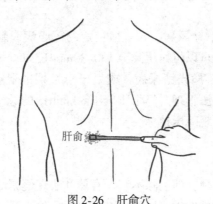

图 2-26　肝俞穴

操作规程　患者取俯卧位，常规消毒，用梅花针中强度叩刺上述穴位出血，然后闪火拔罐，留罐时间为 5～10 分钟，每穴吸拔出血量 2～3ml。

每周治疗 2 次，8 次为 1 疗程。

5.3　临床备要

高血压病程较长，在临床治疗过程中需要注意治疗原则，降压目标以及预防调护等。

5.3.1　治疗原则

治疗高血压的主要目的是最大限度地降低心血管发病和死亡的总危险，因此要求医生在治疗高血压的同时，也要干预患者所有的可逆性心血管危险因素、靶器官损伤和合并存在的临床疾病。

1）高血压是一种以动脉血压持续升高为特征的进行性"心血管综合征"，常伴有其他危险因素、靶器官损害或临床疾病，需要进行综合干预。

2）抗高血压治疗包括非药物和药物两种方法，大多数患者需长期甚至终身坚持治疗。

3）定期测量血压，规范治疗，改善治疗依从性，尽可能实现降压达标，坚持长期平稳有效地控制血压。

5.3.2 降压目标

1）一般高血压患者，应将血压（收缩压/舒张压）降至140/90mmHg以下。

2）65岁及以上的老年人的收缩压应控制在150mmHg以下，如能耐受还可进一步降低。

3）伴有肾脏疾病、糖尿病，或病情稳定的冠心病或脑血管病的高血压患者治疗更宜个体化，一般可以将血压降至130/80mmHg以下。

4）伴有严重肾脏疾病或糖尿病，或处于急性期的冠心病或脑血管病患者，应按照相关指南进行血压管理。舒张压低于60mmHg的冠心病患者，应在密切监测血压的情况下逐渐实现降压达标。

5.3.3 预防调护

主要指生活方式干预，即去除不利于身体和心理健康的行为和习惯。它不仅可以预防或延迟高血压的发生，还可以降低血压，提高降压药物的疗效，从而降低心血管风险。

（1）减少钠盐摄入

钠盐可显著升高血压以及增加高血压的发病风险，而钾盐则可对抗钠盐升高血压的作用。我国各地居民的钠盐摄入量均显著高于目前世界卫生组织每日应少于6g的推荐，而钾盐摄入则严重不足，因此，所有高血压患者均应采取各种措施，尽可能减少钠盐的摄入量，并增加食物中钾盐的摄入量。

（2）控制体重

超重和肥胖是导致血压升高的重要原因之一，而以腹部脂肪堆积为典型特征的中心性肥胖还会进一步增加高血压等心血管与代谢性疾病的风险，适当降低升高的体重，减少体内脂肪含量，可显著降低血压。

衡量超重和肥胖最简便、常用的生理测量指标是体质指数，成年人正常体质指数为18.5～23.9kg/m²。最有效的减重措施是控制能量摄入和增加体力活动。

（3）不吸烟

吸烟是一种不健康行为，是心血管病和癌症的主要危险因素之一。被动吸烟也会显著增加心血管疾病危险。吸烟可导致血管内皮损害，显著增加高血压患者发生动脉粥样硬化性疾病的风险。戒烟的益处十分肯定，而且任何年龄戒烟均能获益。

（4）限制饮酒

长期大量饮酒可导致血压升高，限制饮酒量则可显著降低高血压的发病风险。每日乙醇摄入量男性不应超过25g；女性不应超过15g。不提倡高血压患者饮酒。如饮酒，则应少量，白酒、葡萄酒（或米酒）与啤酒的量分别少于 50ml、100ml、300ml。

（5）体育运动

定期的体育锻炼则可产生重要的治疗作用，可降低血压、改善糖代谢等。因此，建议每天应进行适当的 30 分钟左右的体力活动；而每周则应有 1 次以上的有氧体育锻炼，如步行、慢跑、骑车、游泳、做健美操、跳舞和非比赛性划船等。

（6）减轻精神压力，保持心理平衡

心理或精神压力引起心理应激反应，即人体对环境中心理和生理因素的刺激做出的反应。长期、过量的心理反应，尤其是负性的心理反应会显著增加心血管风险。应采取各种措施，帮助患者预防和缓解精神压力以及纠正和治疗病态心理，必要时建议患者寻求专业心理辅导或治疗。

6 高热

6.1 高热概述

人体体温调节中枢位于下丘脑。其前部为散热中枢，后部为产热中枢，这两种调节中枢功能彼此相互制约，保持动态平衡，维持体温相对稳定。

发热是机体的一种防御反应。发热可使吞噬细胞活动性增强，抗体生成增多，白细胞内酶的活力及肝脏的解毒功能增强，抵御疾病的侵袭，促进机体恢复。但是发热过久或高热持续不退，对机体有一定危害性。因此应尽快查明原因。

6.1.1 概念

一般体温（以口腔温度为准）超过39℃以上称之为高热。常见于感染性疾病如感冒、肺炎、支气管炎、疟疾等。非感染性疾病如中暑、肿瘤、免疫性疾病红斑狼疮、类风湿病等。高热在临床上属于危重症范畴，是一些疾病的前驱症状，对人体的危害是很大的，它明显增加身体的消耗，损害心、脑、肝、肾等重要脏器的功能，出现心跳和呼吸加快、食欲不振、恶心、呕吐、便秘，甚至意识不清、惊厥等一系列症状。应紧急救治。中医学称之为"壮热"、"大热"。

6.1.2 病因病机

(1) 中医病因病机

壮热，证名。指高热、热势壮盛。《诸病源候论》载："伤寒，是寒气客于皮肤，搏于血气，腠理闭密，气不宣泄，蕴积生热，故头痛、体疼而壮热。"指实证出现的高热，一般属温病在气分的热型。是指发热较高，热势较甚。常不伴恶寒而反恶热，又称"但热不寒"，或"身热，不恶寒反恶热"。是里实热证的主要症状之一，为邪正斗争激烈所致，常见于外感热病的中、后期。

其病机为风热内传，或风寒入里化热，正邪相搏，阳热炽盛，蒸达于外所致。多见于外感病邪热实盛者。见于风温、湿温、中暑、瘟疫等疾病过程中。

(2) 西医病因病理

引起发热的病因可分为急性感染性疾病和急性非感染性疾病两大类。前者最为多见，如细菌、病毒引起的呼吸道、消化道、尿路及皮肤感染等，后者主要由变态反应性疾病如药物热、血清病以及植物神经功能紊乱和代谢疾病所引起。

发热可使代谢加快，耗氧量增加，脂肪代谢发生紊乱而致酮血症，发生自身蛋白质的破坏而致消瘦，脑皮质兴奋、抑制功能失调，消化液分泌减少，消化酶活力降低，胃肠功能紊乱等，出现一系列严重症状，加重病情，影响机体恢复。

6.1.3　临床表现

1）一般体温（以口腔温度为准）超过39℃以上。

2）高热时面色潮红，皮肤烫手，口渴咽干，精神不振，饮食不佳，呼吸和脉搏加快（从37℃开始计算，每升高1℃，脉搏加快10次）。

3）部分患者开始嗜睡，重者出现昏迷、抽搐（惊厥）。

6.1.4　临床诊断

根据患者的主要表现临床容易诊断高热，但应进一步诊断引起高热的原因。

1）高烧伴有全身发冷、寒战者，多为细菌或原虫感染，如败血症、疟疾、大叶性肺炎、急性肾盂肾炎、急性胆囊炎等。

2）高热伴全身皮疹者，常见于发疹性传染病。皮疹在发热后1~6天出现，依次为水痘、猩红热、麻疹、伤寒等。

3）高烧伴剧烈头痛、呕吐者，多见于脑膜炎、脑炎。

4）高烧伴胸痛、咳嗽、气促者，见于呼吸系统病变，如肺炎、气管炎、胸膜炎。

5）高烧伴腹痛，右上腹痛可能为肝炎、肝脓肿、胆囊炎；满腹痛可能为腹膜炎。

6）高烧3周以上，多见于恶性肿瘤、结核、细菌性心内膜炎。

高热患者必须到医院检查，明确诊断，进行针对病因的治疗，高热才能好转。

6.2　放血技术在高热中的应用

技术一

放血部位　耳尖（双侧）（图2-27）、大椎穴（图2-28）。

操作规程　患者取坐位，将患者双耳郭皮肤搓热揉红，常规消毒，用三棱针点刺双侧耳尖2~3下，然后用手挤压穴位出血，直到血色由暗红色变为鲜红色，然后用酒精干棉球按压针孔止血。

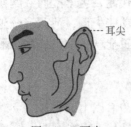
图 2-27 耳尖

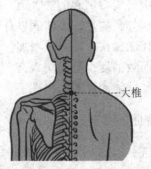
图 2-28 大椎穴

再取大椎穴，常规消毒，用三棱针点刺穴位 2~3 下，然后用手挤捏穴位出血数滴，然后闪火拔罐，留罐时间为 5 分钟，出血量以 2~5ml 为宜。

每日治疗 1 次，治疗次数不能超过 3 次。

技术二

放血部位 督脉两侧、大椎、身柱（图 2-29）、太阳（图 2-30）、曲池（图 2-31）、委中（图 2-32）。

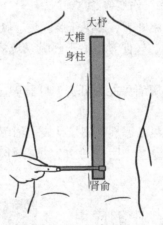
图 2-29 督脉两侧

操作规程 患者取俯卧位，常规消毒，用梅花针沿着身柱两侧叩打出血后，然后闪火拔罐，留罐时间为 5~10 分钟。用其他穴位每次取 2~3 个穴位，用三棱针点刺放血，然后选用小罐闪火拔罐，留罐时间为 5~10 分钟。

每日治疗 1~2 次，退热即止。

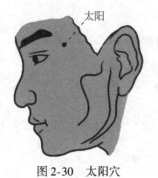

图 2-30 太阳穴

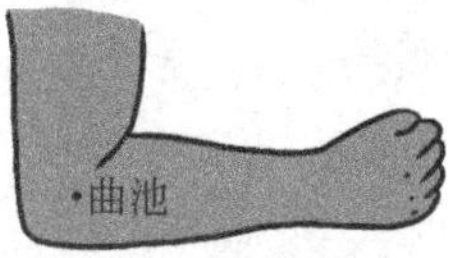

图 2-31 曲池穴 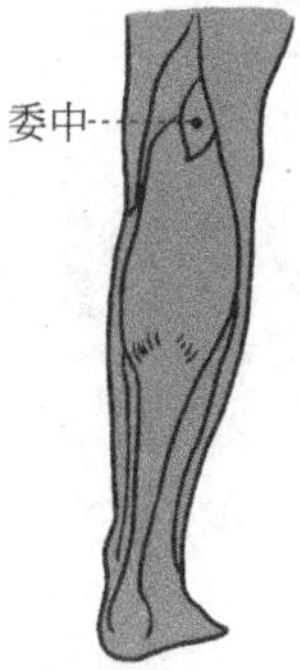 图 2-32 委中穴

技术三

放血部位 主要穴位：大椎、曲池、少商（图 2-33）；配伍穴位：烦躁不安者配伍印堂（图 2-34）；神志昏迷选用人中、十宣（以中指为主）（图 2-35）；热入营血配伍中冲（图 2-36）。

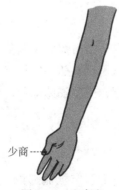

图 2-33 少商穴

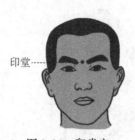

图 2-34 印堂穴

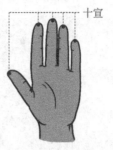

图 2-35 十宣穴

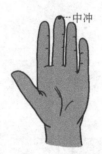

图 2-36 中冲穴

操作规程 患者取坐位，常规消毒，大椎穴和曲池穴均先用中号三棱针点刺 3~5 下，然后闪火拔罐，留罐时间为 5 分钟，出血量以 3~5ml 为宜。

少商、十宣、中冲均用三棱针点刺出血，用手挤压放血，每穴出血量 5~10 滴。人中、印堂则采用捏起放血法。

每日治疗 1~2 次，退热即止。

6.3 临床备要

对高热患者应及时适当降温，以防惊厥及其他不良后果。对既往有高热惊厥 史或烦躁不安者，在降温同时给予镇静药。发热待诊者，尽可能查明原因，可暂 不给予特殊治疗，否则改变热型，模糊临床征象，延误诊断。

6.3.1 降温措施

(1) 物理降温

将患儿置放于环境安静、阴凉、空气流通处。用冷湿毛巾或冷水袋敷头额、 双腋及腹股沟等部位，或用布包裹的冰袋枕于头部或放置于上述部位。亦可用冷水（28～30℃）或乙醇（30%～50%）于四肢、躯干两侧及背部擦浴。擦浴时如患儿出现皮肤苍白或全身皮肤发凉应立即停止。也可用冷生理盐水（30～32℃）灌肠，对疑为中毒型菌痢者更为适宜，既可降温，又便于取粪便标本送检。

（2）针刺降温

常用穴位为曲池、合谷、大椎、少商、十宣等。

（3）药物降温

对未成熟儿、小婴儿与体弱儿一般不用解热剂降温。常用的阿鲁散1～2岁婴儿每次1～2片（每片含阿司匹林0.06g，苯巴比妥0.015g）。也可用小儿退热栓（对乙酰氨基酚），1～6岁，1粒/次，1日1～2次，将栓剂塞入肛门。

6.3.2 对症处理

高热时不显性水分丢失增多，加之食欲减退，应及时补充水分和电解质。口服有困难者给予静脉补液，并注意热量的供给，使用1：4（含钠液：葡萄糖液）液，可适当予以钾盐等。

对伴烦躁不安、反复惊厥或一般降温措施效果不显著者，可酌情选用氯丙嗪与异丙嗪。

6.3.3 病因治疗

对于由感染引起的高热，应根据病情选用有效抗生素治疗。对局部感染病灶要及时清除。因非感染性疾病所致的高热，也需根据不同病因采取相应的治疗措施。

7 头痛

7.1 头痛概述

凡整个头部以及头的前、后、偏侧部疼痛，总称头痛。头痛既是一种常见病证，也是一个常见症状，可以发生于多种急慢性疾病过程中，有时亦是某些相关疾病加重或恶化的先兆。发病率高，发病年龄常见于青年、中年和老年，几乎90%的人一生中都有头痛发作，头痛病因十分复杂，而诊断也比较困难。

7.1.1 概念

头痛是临床常见的症状，通常将局限于头颅上半部，包括眉弓、耳轮上缘和枕外隆突连线以上部位的疼痛统称头痛。按国际头痛学会的分类，其功能性头痛分类如下：偏头痛、紧张型头痛、急性头痛、慢性阵发性半边头痛、非器质性病变的头痛、头颅外伤引起的头痛、血管疾病性头痛、血管性颅内疾病引起的头痛、其他物品的应用和机械引起的头痛、非颅脑感染引起的头痛、代谢性疾病引起的头痛、颅、颈、眼、耳、鼻、鼻旁窦、牙齿、口腔、颜面或头颅其他结构疾病引起的头痛或面部痛、颅神经痛、神经干痛传入性头痛及颈源性头痛等。

7.1.2 病因病机

(1) 中医病因病机

凡外感六淫，内伤脏腑，导致阳气阻塞，浊邪上锯，肝阳上亢，精髓气血亏损，经络运行失常者，均能发生头痛。按病因分，头痛有外感、内伤之别。外感头痛，有感冒风寒、风热、风湿、伤暑、火邪致痛及伤寒头痛等。内伤头痛，有气虚、血虚、阳虚、阴虚、肝阳、伤食、瘀血致痛等。头为神明之府，诸阳之会，脑为髓海，五脏精华之血，六腑清阳之气皆能上注于头，即头与五脏六腑之阴精、阳气密切相关，凡能影响脏腑之精血、阳气的因素皆可成为头痛的病因，归纳起来不外外感与内伤两类。病位虽在头，但与肝脾肾密切相关。风、火、痰、瘀、虚为致病之主要因素。邪阻脉络，清窍不利；精血不足，脑失所养，为头痛之基本病机。

(2) 西医病因病理

头痛病因繁多，神经痛、颅内感染、颅内占位病变、脑血管疾病、颅外头面部疾病以及全身疾病如急性感染、中毒等均可导致头痛。是人体对各种致痛因素所产生的主观感觉，属于疼痛的范畴。致痛因素可以是物理的、化学的、生物化学的或机械性的。这些因素刺激了位于颅内外组织结构中的感觉神经末梢，通过相应的传导通路传到大脑而感知。

7.1.3　临床表现

1）头痛多在前额、巅顶、一侧颞额，或呈全头痛而辗转发作。

2）疼痛的性质可有隐痛、昏痛、胀痛、跳痛、刺痛或头痛如裂等。

3）头痛每次发作的时间可持续数分钟、数小时、数天，甚至数周，临床表现多样。

4）头部疼痛的伴随表现可有头晕、乏力、烦躁、发热、呕吐、视力障碍等。

7.1.4　临床诊断

根据患者的主要临床表现容易诊断头痛，但应进一步诊断引起头痛的原因。头痛患者应详细询问病史，并做全面的体格检查，注意血压是否增高，心肺功能是否正常，体温有无升高，疑有颅脑疾病还应做详细的神经系统检查及眼底检查，必要时测定眼压，以除外青光眼，检查头颅有无外伤、瘢痕，颈项有无强直等，以免贻误病情。

7.2　放血技术在头痛中的应用

技术一

放血部位　主要穴位：太阳（图2-37）；配伍穴位：尺泽（图2-38）、委中。

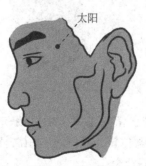

图2-37　太阳穴

操作规程　患者先取坐位，在太阳穴附近寻找暴露比较明显的静脉血管，常规消毒，用三棱针点刺，点刺时三棱针与皮肤成 30°角，深度 0.5~1cm，点刺出血后待血液自然流止，加拔火罐 3~5 分钟，起罐后用酒精干棉球按压针孔止血。

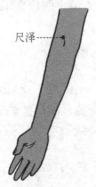

尺泽

图 2-38　尺泽穴

患者取立位，常规消毒，尺泽、委中穴用三棱针直刺，深度为 0.5~1cm，出血量以 10~15ml 为宜，然后加拔火罐 3~5 分钟，起罐后用酒精干棉球按压针孔止血。

每周治疗 2 次，5 周为一疗程。

技术二

放血部位　至阴（图 2-39）。

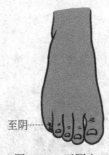

至阴

图 2-39　至阴穴

操作规程　患者取坐位，常规消毒，用三棱针快速点刺至阴穴，出针后用手挤压穴位出血，直到血液颜色转为淡红色，用酒精干棉球按压针孔止血。

每日治疗 1 次，5 天为一疗程。

技术三

放血部位 阿是穴。

操作规程 患者取坐位，常规消毒，用梅花针轻度叩刺头痛的部位，直到头皮发红隐隐出血，然后用酒精干棉球擦净血迹。

隔日治疗 1 次，5 次为一疗程。

技术四

放血部位 耳尖。

操作规程 患者取正坐位，常规消毒，用三棱针点刺耳尖，出针后用双手挤压针孔至出血 10 滴左右。

隔日治疗 1 次，5 次为一疗程。

技术五

放血部位 足少阳胆经、足太阳膀胱经在头部的体表巡行路线（患侧）（图 2-40、图 2-41）。

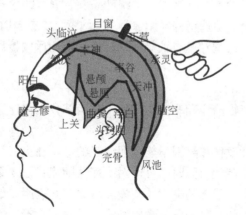

图 2-40 头部胆经循行线

操作规程 患者取坐位，常规消毒，右手持梅花针，从足少阳经在目外眦瞳子髎开始，沿着胆经在头侧部的循行路线至风池穴，足太阳膀胱经从攒竹穴至天柱穴行中度叩刺，每隔 1cm 叩刺 1 下，反复叩打 3~4 次。如果头痛比较严重者，可叩至头皮轻微点状出血为止。

每日治疗 1 次，5 次为一疗程。叩刺后，当日不宜洗头，以免感染。此法适用于偏头痛。

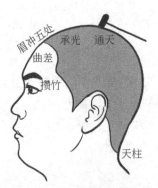

图 2-41 头部膀胱经循行线

7.3 临床备要

临床上引起头痛的病因比较复杂，所以应详细检查，明确病因，确定治疗原则，同时注意预防调护。

（1）明确诊断

全面详尽的体格检查尤其是神经系统和头颅、五官的检查，有助于发现头痛的病变所在。适时恰当地选用神经影像学（做头颅 CT 或 MRI，了解病变的位置，大小以及转移情况）或腰穿脑脊液等辅助检查，能为颅内器质性病变提供诊断及鉴别诊断的依据。

（2）治疗原则

头痛治疗包括药物治疗和非药物物理治疗两部分。治疗原则包括对症处理和原发病治疗两方面。

原发性头痛急性发作和病因不能立即纠正的继发性头痛可给予止痛等对症治疗以终止或减轻头痛症状，同时亦可针对头痛伴随症状如眩晕、呕吐等予以适当的对症治疗。对于病因明确的继发性头痛应尽早去除病因，如颅内感染应抗感染治疗，颅内高压者宜脱水降颅压，颅内肿瘤需手术切除等。

（3）预防调护

减少可能引发头痛的一切病因，包括避免头、颈部的软组织损伤、感染，避免接触及摄入刺激性食物，避免情绪波动等，同时还应及时诊断及治疗继发头痛的原发性疾病。镇静药、抗癫痫药以及三环类抗抑郁药物对于预防偏头痛、紧张性头痛等原发性头痛发作有一定效果。

头痛患者应减少巧克力、乳酪、酒、咖啡、茶叶等易诱发疼痛食物的摄入。同时口味饮食应清淡，忌辛辣刺激、生冷的食物，头痛发作期应禁食火腿、干奶酪及保存过久的野味等食物。

8　三叉神经痛

8.1　三叉神经痛概述

三叉神经痛是最常见的脑神经疾病，国内统计的发病率为 52.2/10 万，女性略多于男性，发病率可随年龄而增长。三叉神经痛多发生于中老年人，右侧多于左侧。

8.1.1　概念

三叉神经痛以一侧面部三叉神经分布区内反复发作的阵发性剧烈痛为主要表现。该病的特点是：在头面部三叉神经分布区域内，发病骤发，骤停，闪电样、刀割样、烧灼样、顽固性、难以忍受的剧烈性疼痛。说话、洗脸、刷牙或微风拂面，甚至走路时都会导致阵发性剧烈疼痛，疼痛历时数秒或数分钟，疼痛呈周期性发作，发作间歇期同正常人一样。三叉神经痛与中医学的"面风痛"相类似，可归属于"头痛"、"头风"等范畴。

8.1.2　病因病机

(1) 中医病因病机

头为诸阳之会、清阳之府，面为阳明所主，五脏六腑气血精华皆上注于头面。由于头面部位唯风可到，故多数学者认为风寒入客；或外感风热；或肝郁化火，内风上扰；或阳明热盛上攻，清窍被扰，或痰凝、或血瘀，或阴虚阳亢等都是三叉神经痛的主要病机。

(2) 西医病因病理

三叉神经痛的病因及发病机制，至今尚无明确的定论，各学说均无法解释其临床症状。目前普遍为大家所支持的是三叉神经微血管压迫导致神经脱髓鞘学说及癫痫样神经痛学说。

8.1.3　临床表现

(1) 性别与年龄

年龄多在 40 岁以上，以中、老年人为多。女性多于男性，约为 3：2。

(2)疼痛部位

右侧多于左侧,疼痛由面部、口腔或下颌的某一点开始扩散到三叉神经某一支或多支,以第二支、第三支发病最为常见,第一支者少见。其疼痛范围绝对不超越面部中线,亦不超过三叉神经分布区域。偶尔有双侧三叉神经痛者,占3%。

(3)疼痛性质

如刀割、针刺、撕裂、烧灼或电击样剧烈难忍的疼痛,甚至痛不欲生。

(4)疼痛的规律

三叉神经痛的发作常无预兆,而疼痛发作一般有规律。每次疼痛发作时间由仅持续数秒到1~2分钟骤然停止。初期起病时发作次数较少,间歇期亦长,数分钟、数小时不等,随病情发展,发作逐渐频繁,间歇期逐渐缩短,疼痛亦逐渐加重而剧烈。夜晚疼痛发作减少。间歇期无任何不适。

(5)诱发因素

说话、吃饭、洗脸、剃须、刷牙以及风吹等均可诱发疼痛,以致患者精神委靡不振,行动谨小慎微,甚至不敢洗脸、刷牙、进食,说话也小心,唯恐引起发作。

(6)扳机点

扳机点亦称"触发点",常位于上唇、鼻翼、齿龈、口角、舌、眉等处。轻触或刺激扳机点可激发疼痛发作。

(7)表情和颜面部变化

发作时常突然停止说话、进食等活动,疼痛侧面部可呈现痉挛,即"痛性痉挛",皱眉咬牙、张口掩目,或用手掌用力揉搓颜面以致局部皮肤粗糙、增厚、眉毛脱落、结膜充血、流泪及流涎。表情呈精神紧张、焦虑状态。

(8)神经系统检查

无异常体征,少数有面部感觉减退。

8.1.4 临床诊断

根据该病临床特点结合神经系统检查临床可以进行明确诊断。

此类患者应进一步询问病史,尤其询问既往是否有高血压病史,进行全面的神经系统检查,必要时包括腰穿、颅底和内听道X线、颅脑CT、MRI等检查,以助与继发性三叉神经痛鉴别。

8.2 放血技术在三叉神经痛中的应用

技术一

放血部位 阿是穴(压痛点)。

操作规程　患者取仰卧位，每次取 1～2 个压痛点。局部常规消毒，用三棱针点刺阿是穴出血，再用闪火法拔罐，至瘀血流尽起罐。

隔日 1 次，5 次为 1 个疗程。

技术二

放血部位　主穴：阿是穴；配穴：第一支痛者配阳白；第二支痛者配四白；第三支痛者配承浆（图 2-42）。

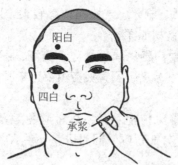

图 2-42　阳白、四白、承浆穴

操作规程　患者取仰卧位，常规消毒后用三棱针点刺出血，起针后拔火罐 3～5 分钟。体质强壮，面痛严重者宜深刺，放血宜多；反之浅刺，放血宜少。

3～5 天 1 次，5 次为一个疗程。

放血量　2～3ml。

8.3　临床备要

三叉神经痛号称"天下第一痛"，临床上要结合药物治疗，必要时可考虑手术根治，并要注意预防调护。

（1）药物治疗

1）卡马西平：对 70% 的患者止痛有效，但大约 1/3 的患者不能耐受其嗜睡、眩晕、消化道不适等不良反应。开始每日 2 次，以后可每日 3 次。每日 0.2～0.6g，分 2～3 次服用，每日极量 1.2g。

2）苯妥英钠：疗效不及卡马西平。

3）中药治疗：有一定疗效。

（2）手术治疗

微血管减压术是目前原发性三叉神经痛首选的手术治疗方法。该手术技术成熟，操作简单，风险较小，效果很好且立竿见影，罕见复发。手术适应证包括：

经影像学检查确认三叉神经为血管压迫者；其他治疗效果差愿意接受手术者；压迫三叉神经产生疼痛的血管称之为"责任血管"。

（3）预防调护

1）饮食要有规律：宜选择质软、易嚼食物。因咀嚼诱发疼痛的患者，则要进食流食，切不可吃油炸物，不宜食用刺激性、过酸过甜食物以及寒性食物等；饮食要营养丰富，平时应多吃些含维生素丰富及有清火解毒作用的食品；多食新鲜水果，蔬菜及豆制品，少食肥肉、多食瘦肉，食品以清淡为宜。

2）吃饭、漱口、说话、刷牙、洗脸动作宜轻柔，以免诱发扳机点而引起三叉神经痛。不吃刺激性的食物如洋葱等。

3）注意头、面部保暖，避免局部受冻、受潮，不用太冷、太热的水洗面；平时应保持情绪稳定，不宜激动，不宜疲劳熬夜、常听柔和音乐，心情平和，保持充足睡眠。

4）保持精神愉快，避免精神刺激；尽量避免触及"触发点"；起居规律，室内环境应安静、整洁、空气新鲜。同时卧室不受风寒侵袭。适当参加体育运动，锻炼身体，增强体质。

9 癫痫

9.1 癫痫概述

癫痫是神经系统常见疾病之一，患病率仅次于脑卒中。癫痫的发病率与年龄有关。一般认为1岁以内患病率最高，其次为1~10岁，以后逐渐降低。我国男女之比为1.15~1.7∶1。种族患病率无明显差异。

9.1.1 概念

癫痫是慢性反复发作性短暂脑功能失调综合征。以脑神经元异常放电引起反复痫性发作为特征。属中医学"痫病"范畴，俗称"羊痫风"。

9.1.2 病因病机

(1) 中医病因病机

大多是由于七情失调，先天因素，脑部外伤，饮食不节，劳累过度，或患他病脏腑受损，导致积痰内伏。

病机主要是顽痰闭阻心窍，肝经风火内动。

(2) 西医病因病理

特发性癫痫：可疑遗传倾向无其他明显病因，常在某特殊年龄段起病，有特征性临床及脑电图表现，诊断较明确。

症状性癫痫：中枢神经系统病变影响结构或功能等，如染色体异常、局灶性或弥漫性脑部疾病，以及某些系统性疾病所致。

隐源性癫痫：较多见，临床表现提示症状性癫痫，但未找到明确病因，可在特殊年龄段起病，无特定临床和脑电图表现。

9.1.3 临床表现

1）全面性发作时突然昏倒，项背强直，四肢抽搐。或仅两目瞪视，呼之不应，或头部下垂，肢软无力。

2）部分性发作时可见多种形式，如口、眼、手等局部抽搐而突然昏倒。或幻视，或呕吐、多汗，或言语障碍，或无意识的动作等。

3）起病急骤，醒后如常人，反复发作。

4）多有家族史，每因惊恐、劳累、情志过极等诱发。

5）发作前常有眩晕、胸闷等先兆。

9.1.4 临床诊断

癫痫诊断主要根据发作史，目击者对发作过程提供可靠的详细描述，辅以脑电图痫性放电证据即可确诊。脑血管造影、核素脑扫描、CT、MRI 等检查有助于鉴别诊断。

9.2 放血技术在癫痫中的应用

技术一

放血部位 长强。

操作规程 伏身屈膝于腹部，使臀部仰起，在尾骨端与肛门中间凹陷处，局部严格消毒，左手提起穴位之间的皮肉，右手持三棱针重刺长强及其上下左右各一针，深 2～3 分，用手挤压出血为度。

每周 1～2 次，10 次为 1 疗程。

技术二

放血部位 大椎、腰奇（图 2-43）、夹脊穴（图 2-44）。

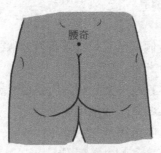

腰奇

图 2-43 腰奇穴

操作规程 大椎、腰奇常规消毒后点刺出血数滴，加拔火罐 5～10 分钟，然后以梅花针叩打第一颈椎至第四骶椎两侧夹脊穴，至皮肤潮红为度。

技术三

放血部位 风府至长强各个脊椎棘突间（图 2-45）。

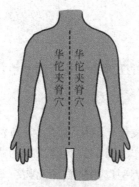

图 2-44　第一颈椎至第四骶椎两侧夹脊穴

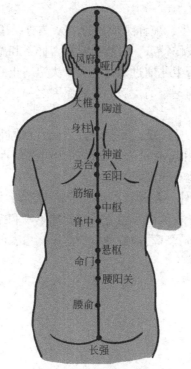

图 2-45　风府至长强各个脊椎棘突间

操作规程　常规消毒后，每穴用三棱针挑刺出血，加拔火罐 5～10 分钟。开始 3 天 1 次，随发作期间隔时间的延长，可 1 周 1 次。

放血量　每穴 2～3 滴。

9.3 临床备要

癫痫是一种慢性疾病，可迁延数年甚至数十年之久，临床在治疗过程中应清楚治疗原则和预防调护。

（1）治疗原则

癫痫的治疗可分为控制发作、病因治疗、外科治疗、一般卫生及预防 5 个方面。其中最重要的是控制发作，目前以药物治疗为主。

临床上可根据癫痫发作类型选用抗癫痫药物，一旦找到可以完全控制发作的药物和剂量，就应不间断地应用。一般应于发作完全控制后，如无不良反应再继续服用 3~5 年，方可考虑停药。

（2）预防调护

1）预防癫痫病的发生，应详细地进行家系调查，了解患者双亲同胞和近亲中是否有癫痫发作及其发作特点，对能引起智力低下和癫痫的一些严重遗传性疾病，应进行产前诊断或新生儿期过筛检查，以决定终止妊娠或早期进行治疗。防止分娩意外，新生儿产伤是癫痫发病的重要原因之一，避免产伤对预防癫痫有重要意义。

2）对癫痫患者要及时诊断，及早治疗，治疗越早脑损伤越小，复发越少，预后越好。去除或减轻引起癫痫的原发病如颅内占位性疾病、代谢异常、感染等，对反复发作的病例也有重要意义。

3）癫痫可对患者身体、精神、婚姻以及社会经济地位等造成严重的不良影响。患者在家庭关系、学校教育和就业等方面的不幸和挫折以及文体活动方面的限制等，可使患者产生耻辱和悲观心理，严重影响患者的身心发育，这就要求对癫痫患者给予理解和支持。

外科疾病

10 急性乳腺炎

10.1 急性乳腺炎概述

本病常发生于产后 1～2 个月的哺乳期妇女，尤其是初产妇。病菌一般从乳头破口或皲裂处侵入，也可直接侵入引起感染。本病虽然有特效治疗，但发病后的痛苦及乳腺组织破坏引起的乳房变形均影响喂奶。因此，对本病的预防重于治疗。

10.1.1 概念

急性乳腺炎大多是由金黄色葡萄球菌引起的急性化脓性感染。临床表现主要有乳房胀痛、畏寒、发热，局部红、肿、热、痛，触及硬块，白细胞升高。大多数有乳头损伤，皲裂或积乳病史。属中医学"乳痈"范畴。

10.1.2 病因病机

(1) 中医病因病机

多由产妇愤怒郁闷、情志不畅、肝气不舒，加之饮食厚味、胃中积热、肝胃失和、肝气不得疏泄，与阳明之热蕴结，以致经络阻塞、乳络失宣、气血瘀滞而成痈肿。或因乳头破碎、乳头畸形和内陷、哺乳时疼痛影响充分哺乳，或乳汁多而少饮，或断乳不当、乳汁壅滞结块不散，或因风热毒邪外袭，均可使乳汁淤滞、乳络不畅、乳管阻塞、败乳蓄积化热而成痈肿。

(2) 西医病因病理

急性乳腺炎大多是由金黄色葡萄球菌引起的急性化脓性感染。病菌一般从乳头破口或皲裂处侵入，也可直接侵入引起感染。本病虽然有特效治疗，但发病后的痛苦及乳腺组织破坏引起的乳房变形均影响喂奶。

10.1.3 临床表现

1) 初起乳房内有疼痛性肿块，皮肤不红或微红，排乳不畅，可有乳头破裂糜烂。化脓时乳房肿痛加重，肿块变软，有应指感，破溃或切开引流后，肿痛减轻。如脓液排出不畅，肿痛不消，可有（传囊）之变。溃后不收口，渗流乳汁或脓液，可形成乳漏。

2）多有恶寒发热、头痛、周身不适等症。

3）患侧腋下可有淋巴结肿大、疼痛。

4）患者多为哺乳妇女，尤以未满月的初产妇为多见。

10.1.4　临床诊断

1）哺乳期有乳汁淤积情况，继而乳房胀痛，畏寒发热，局部红、肿、热、痛，触及硬块或波动感，同侧腋下淋巴结肿大。

2）白细胞总数和中性粒细胞明显升高。

3）超声波检查有液平段，穿刺抽出脓液。

10.2　放血技术在急性乳腺炎中的应用

技术一

放血部位　少泽（图2-46）。

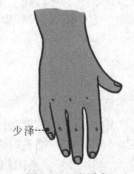

少泽---

图2-46　少泽穴

操作规程　取同侧或双侧少泽穴，在其上下用左手拇指、食指向针刺处推按，使血液积聚于针刺部位，常规消毒后，左手加紧少泽穴处，右手持消毒三棱针快速刺入1~2分深，迅速退出，轻挤针孔周围使其出血，然后用消毒干棉球按压针孔止血。

放血量　3~5滴。

技术二

放血部位 主穴：至阳（图2-47）；配穴：肩井、少泽、大椎。

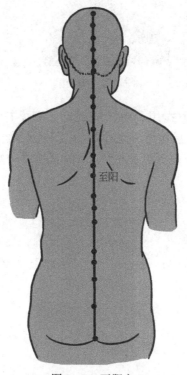

图2-47　至阳穴

操作规程 至阳穴用三棱针点刺放血，肩井穴用1.5寸毫针沿皮刺向肩峰，少泽、大椎均用毫针泻法。乳痈初起，脓尚未成者，只取至阳穴点刺放血，一般1～3天即可痊愈。病情较重者加刺肩井，排乳不畅者加刺少泽，发热恶寒较甚者加刺大椎。

放血量 5～10滴。

技术三

放血部位 膏肓穴（患侧）（图2-48）、膏肓穴上下两横指处（患侧）。

操作规程 以患侧膏肓穴为中心，再取其上下各两横指处，共3点。根据病变部位选择挑刺点，部位在乳上者，取上中两点；部位在乳中者，取上中下三点；部位在乳下者，取中下两点；双侧病变取双侧穴位。

患者俯坐位，暴露背部，医生根据病变部位选定挑刺点后，常规消毒皮肤，

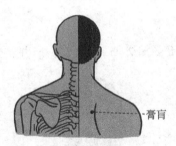

图2-48 膏肓穴

医生左手拇指、食指、中指用力将皮肤提起，右手持三棱针快速刺入皮下约1mm，慢慢摇动针尾数下后拔出。此时可有暗红色瘀血自动流出，医者用双手对挤挑刺点周围皮肤，直至挤出的血液变为鲜红或挤尽鲜血为度，然后在挑刺点敷上创可贴即可。

10.3 临床备要

1）注意休息，清洁乳头，吸出乳汁，托起乳房，严重时暂停喂奶。
2）局部湿热敷、理疗。
3）全身应用抗生素。
4）中药治疗。
5）一旦形成脓肿，宜行切开引流。

11 急性淋巴管炎

11.1 急性淋巴管炎概述

急性淋巴管炎多见于四肢，往往有一条或数条红色的线向近侧延伸，沿行程有压痛，所属淋巴结可肿大、疼痛。严重者常伴有发热、头痛、全身不适、食欲缺乏及白细胞计数增多。故早诊断、早治疗是关键。

11.1.1 概念

急性淋巴管炎多数是由于溶血性链球菌通过皮肤破损处或其他感染源蔓延到邻近淋巴管所引起，属中医学"红丝疔"范畴。

11.1.2 病因病机

(1) 中医病因病机

由于足部生疔、足湿气糜烂或皮肤破溃，感染邪毒，以致毒流经脉，向上走窜而继发。

(2) 西医病因病理

急性淋巴管炎多数是由于溶血性链球菌通过皮肤破损处或其他感染源蔓延到邻近淋巴管所引起，其主要病理变化为淋巴管壁和周围组织充血、水肿、增厚，淋巴管腔内充满细菌、凝固的淋巴液及脱落的内皮细胞。

11.1.3 临床表现

1）红丝显露先从手、前臂或足小腿部开始，可延伸至肘、腋或膝、股缝处，同时有淋巴结痛，肿胀疼痛。病变深者，皮肤微红或不见红丝，但可触及条索状肿胀和压痛。

2）一般有恶寒、发热、头痛、脉数等症状。

3）四肢远端有化脓性病灶或创伤史。

11.1.4 临床诊断

感染病源近端皮肤沿淋巴管走行可见一条或数条红线，并向近心端延伸，局部较硬，有压痛。严重者伴有发冷、发热症状。需要和急性淋巴结炎鉴别。

　　管状淋巴管炎可分为深、浅两种。浅层淋巴管炎，在伤口近侧出现一条或多条红线，硬而有压痛，深层淋巴管炎不出现红线，但患肢出现肿胀，有压痛，两种淋巴管炎都可以产生全身不适、畏寒、发热、头痛、乏力和食欲缺乏等症状。

　　急性淋巴结炎轻者仅有局部淋巴结肿大，略有压痛，并常能自愈；较重者，局部有红、肿、痛、热，并伴有全身症状，通过及时治疗，红肿即可消退，但有时由于瘢痕和组织增生，可遗留一小硬结；炎症扩展至淋巴结周围，几个淋巴结即可粘连成团；也可以发展成脓肿，此时，疼痛加剧，局部皮肤变暗红，水肿，压痛明显。

11.2　放血技术在急性淋巴管炎中的应用

　　技术一

　　放血部位　红线走行路径。
　　操作规程　患者取合适的体位，充分暴露红丝疔，沿红丝常规消毒，在红丝头部用三棱针点刺3针出血，然后从红线头部向下，每隔1寸，点刺1针出血至尾部终止，再沿红丝走形路径拔罐，留罐5分钟，起罐后擦净血迹。

　　技术二

　　放血部位　主穴：阿是穴（红肿部位边缘）；配穴：高热者加十二井穴（图2-49、图2-50）、大椎（图2-51）。

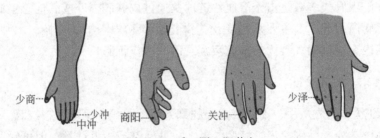

图2-49　手三阴三阳井穴

　　操作规程　局部常规消毒后，用三棱针快速点刺阿是穴3~5下，刺入深度2~3mm，然后用闪火法拔罐，待罐内出血停止后即可起罐，再用酒精棉球擦净血迹。大椎穴用三棱针点刺出血后，加拔火罐5分钟；十二井穴每次选取1~2个穴，使每穴挤压出血3~5滴即可。

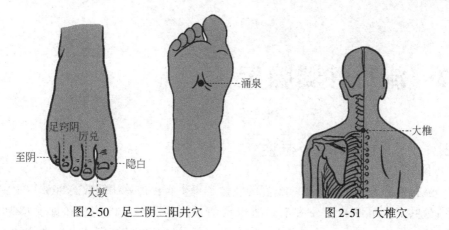

图 2-50　足三阴三阳井穴　　　　　　图 2-51　大椎穴

技术三

放血部位　红丝疔头部、尾部。

操作规程　常规消毒，用三棱针从红丝疔的两端点刺出血后，在红丝疔的远心端点刺处放上独头蒜片（约 5mm 厚），蒜片上用艾灸，灸后不久即可见红丝渐渐向远心端回缩，待红丝不再回缩即停止治疗，如不愈者，次日可用上法再灸。

一般 2～3 次可治愈。

11.3　临床备要

积极治疗原发病灶；局部热敷、理疗；有全身症状者，行抗菌消炎治疗。凡患有疖时，应避免搔抓，积极治疗；若治疗不及时，可继发感染发生本病。

12 流行性腮腺炎

12.1 流行性腮腺炎概述

流行性腮腺炎多见于4～15岁的儿童和青少年,占总病例数的80%以上,暴发占公共卫生事件的20%左右。所以目前预防腮腺炎应以儿童和青少年为主,亦可见于成人,好发于冬、春季,在学校、托儿所、幼儿园等儿童集中的地方易暴发流行,曾在我国多个地方发生大流行,成为严重危害儿童身体健康的重点疾病之一。

流行性腮腺炎是儿童常见的呼吸道传染病。接种疫苗是预防流行性腮腺炎最行之有效的办法。一旦出现发热、咽痛、腮腺肿大等症状应立即就医。该病大多预后良好。

12.1.1 概念

流行性腮腺炎是儿童和青少年中常见的呼吸道传染病,本病由腮腺炎病毒所引起,该病毒主要侵犯腮腺,也可侵犯各种腺组织、神经系统及肝、肾、心脏、关节等几乎所有的器官。除腮腺肿痛外,还可引起脑膜脑炎、睾丸炎、胰腺炎、卵巢炎等症状。俗称"痄腮",属中医"痄腮"、"流腮"范畴。

12.1.2 病因病机

(1) 中医病因病机

在温暖多风的春季及应寒反温的冬季,容易形成风热时毒,并传播流行。当人体正气不足时,容易导致风热时毒内袭,卫气分同病。卫分受邪遏郁,故始有恶寒、发热,继而肺胃热毒迫蒸,出现壮热烦躁、口渴引饮、咽喉疼痛等气分里热炽盛证候表现。与此同时,邪毒上攻头面,搏结脉络,而致头面部红肿疼痛。若邪毒内陷营血,也可出现动血耗血、闭窍动风等病理表现,但一般比较少见。

(2) 西医病因病理

本病的主要传染源是流行性腮腺炎患者和感染了腮腺炎病毒但未发病的隐性感染者。流行性腮腺炎患者和隐性感染者的唾液中有大量的腮腺炎病毒,腮腺炎病毒随患者和隐性感染者的唾液排出体外后,散播在空气中,吸进了含有腮腺炎病毒空气的人，如果抵抗腮腺炎病毒的能力不强，就有可能患流行性腮腺炎。腮腺炎病毒一般于发病前6天至腮腺肿大后9天可从患者唾液中分离出来。在腮腺肿大前1天和腮腺肿大后3天这段时间内传染性最强。

12.1.3 临床表现

1）本病有2周左右的潜伏期。前驱症状可见发热、头痛、口干、纳差食少、呕吐、全身疲乏等。

2）然后一侧耳下腮部肿大、疼痛、咀嚼困难，触之肿块边缘不清、中等硬度，有弹性，压痛，4~6天后肿痛或全身症状逐渐消失。

3）一般为单侧发病，少数也可波及对侧，致对侧同时发病。成人发病症状往往较儿童为重，如治疗不及时，部分患者可并发脑膜炎、睾丸炎、卵巢炎等。

12.1.4 临床诊断

对于本病的诊断，不仅要明确疾病特征，还要明确传染源、传染途径和易感人群。

（1）传染源

主要传染源是流行性腮腺炎患者和感染了腮腺炎病毒但未发病的隐性感染者。

（2）传播途径

早期传播途径主要是患者喷嚏、咳嗽飞沫携带的病毒，通过呼吸道传播。被带病毒的唾沫污染的食物、餐具、衣物亦可成为传染源。孕妇感染本病可通过胎盘传染胎儿，而导致胎儿畸形或死亡，流产发生率也增加。

（3）易感人群

人群对本病普遍易感染，其易患性随年龄的增加而下降，多见于4~15岁的儿童和青少年。病愈后可获得持久免疫力。

根据流行情况和接触史以及腮腺肿大的特征，诊断并不困难，如遇不典型的可疑病例，可依据实验室检查方法进一步明确诊断。

12.2 放血技术在流行性腮腺炎中的应用

技术一

放血部位 阿是穴（腮腺肿大处）、耳尖（图2-52）、耳穴腮腺处（图2-53）。
操作规程 常规消毒后，用三棱针点刺腮腺肿点，耳尖点刺后挤出血1滴，耳穴腮腺区点刺后挤出血2~3滴。

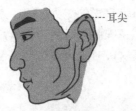

图 2-52 耳尖

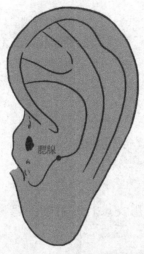

腮腺

图 2-53 耳穴：腮腺点

隔日放血一次，中病即止。

技术二

放血部位 主穴：角孙（图 2-54）、耳尖、少商（图 2-55）；配穴：发热加曲池；并发睾丸炎者加曲泉、三阴交、太冲。

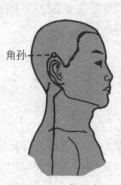

角孙

图 2-54 角孙穴

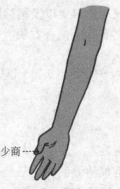

少商

图 2-55 少商穴

操作规程 局部常规消毒，主穴用三棱针点刺法。一般取病变部位同侧的穴位放血，如病变部位在两侧，则两侧同时放血治疗。

技术三

放血部位 耳背静脉（图 2-56）。

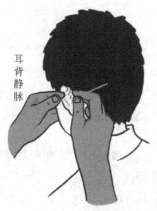

图 2-56 耳背静脉

操作规程 轻揉患者患侧耳郭使其充血，局部常规消毒后用三棱针点刺怒张最明显的静脉 2～3 次，然后挤压出血，待血色变淡时，用消毒干棉球按压止血。

12.3 临床备要

临床上除腮腺炎表现外，也可伴有其他器官的炎症或同时有多器官受累。故应提高对这一多发病的观察与护理。流行腮腺炎的并发症类型虽多，但并发症出现之前各有其临床特点，故应密切观察病情以求对并发症早发现、早治疗，降低并发症对机体的损害。并发症一旦发生，要针对不同症状进行护理，以减轻痛苦，缓解症状，缩短病程，争取早愈。

12.3.1 主要护理

（1）高热护理
腮腺炎为全身病毒性感染性疾病，常以发热起病，体温一般在 39～40℃，伴有全身不适、厌食等症状。严密监测体温变化，体温 39℃ 以上可采用物理降温，如冰袋冷敷、乙醇擦浴、冰盐水灌肠，注意观察降温效果，必要时按医嘱应用退热药，效果不明显者，按医嘱少量、短时间应用地塞米松。嘱患者卧床休息，出汗时及时更换被服，以防受凉。

(2) 口腔护理

注意口腔卫生，饭后及睡前用淡盐水或复方硼酸溶液漱口或刷牙，清除口腔及牙齿上的食物残渣，防止继发感染。对于不会漱口的患儿，需做好口腔护理或多饮水。

12.3.2　预防调理

(1) 早期预防

在呼吸道疾病流行期间，尽量少到人员拥挤的公共场所；出门时，应戴口罩，尤其在公交车上；一旦发现孩子患疑似流腮，有发热或出现上呼吸道症状时，应及时到医院就诊，有利于早期诊治；养成良好的个人卫生习惯，做到"四勤一多"：勤洗手、勤通风、勤晒衣被、勤锻炼身体、多喝水。

(2) 生活起居

在流腮发病期间，患者需要多饮水、适度户外晒晒太阳，居室要定时通风换气、保持空气流通。其生活用品、玩具、文具等采取煮沸或曝晒等方式进行消毒，病情轻者或退热后可适当活动；要科学合理安排患儿的饮食，多吃些富含营养、易于消化的半流食或软食。在急性期不要吃酸、辣、甜味及干硬食品，以免刺激唾液腺使之分泌增多，加重肿痛。症状明显好转后可以吃一些促进唾液分泌的食物，以促进腮腺功能的恢复。

13 血栓闭塞性脉管炎

13.1 血栓闭塞性脉管炎概述

血栓闭塞性脉管炎是由于小动脉痉挛和血栓形成造成闭塞，致使局部缺血。半数伴有雷诺现象，男性多见，以吸烟者为多。吸烟与本病的经过和预后关系密切。

13.1.1 概念

血栓闭塞性脉管炎是一种少见的慢性复发性中、小动脉和静脉的节段性炎症性疾病，下肢多见。表现为患肢缺血、疼痛、间歇性跛行、足背动脉搏动减弱或消失和游走性表浅静脉炎，严重者有肢端溃疡和坏死。中医称之为"脱疽"、"脱骨疽"等。

13.1.2 病因病机

(1) 中医病因病机

主要由于脾气不健，肾阳不足，又加外受寒冻，寒湿之邪入侵而发病。脾气不健，化生不足，气血亏虚，内不能濡养脏腑；外不能充养四肢。脾肾阳气不足，不能温养四肢，复受寒湿之邪，则气血凝滞，经络阻塞，不通则痛，四肢气血不充，失于濡养则皮肉枯槁，坏死脱落。若寒邪久蕴，郁而化热，湿热浸淫，则患趾（指）红肿溃脓。热邪伤阴，病久可致阴血亏虚，肢节失养，干枯萎缩。

(2) 西医病因病理

目前认为本病是由于小动脉痉挛和血栓形成造成闭塞，致使局部缺血。半数伴有雷诺现象。

13.1.3 临床表现

本病起病隐匿缓慢，常呈周期性发作。患肢在发病前或发病后会出现游走性浅静脉炎，症见疼痛、怕冷、皮温降低、间歇性跛行、远侧动脉搏动减弱或消失，严重者有肢端溃疡或坏死。临床上按肢体缺血程度可分为三期：

(1) 局部缺血期

相当于寒湿阻络型。患肢酸痛、麻木、发凉、怕冷、喜暖恶凉、遇冷痛剧，轻度间歇性跛行，短暂休息后可缓解。检查可见患肢皮肤干燥，皮色苍白，温度稍低，足背或胫后动脉搏动减弱，部分患者小腿出现游走性红硬索条。苔白腻，脉沉细。

（2）营养障碍期

相当于气滞血瘀型。上述诸症加重，并出现静息痛，疼痛剧烈，不能安卧，步履艰难、乏力。患肢肤色苍白转暗红，可见游走性红斑、结节或硬索，趾甲肥厚、生长缓慢，足背动脉和胫后动脉搏动消失，病程日久则肌肉萎缩。苔白腻，脉沉细而迟。

（3）坏死期

相当于热毒蕴结型。诸症继续加重，患肢疼痛剧烈难忍，皮肤紫暗而肿，指、趾端发黑、干瘪，溃破腐烂，创面肉色不鲜。伴发热、口干、便秘、尿黄赤。苔白腻，脉弦数。

（4）疾病后期（气血两伤）

患肢皮肤暗红，肉枯筋痿，疼痛剧烈，不得安卧，趺阳脉消失，伴面色萎黄、形瘦、神疲、心悸气短。舌质淡，脉沉细而弱。

13.1.4 临床诊断

根据患者肢体有发作性疼痛、间歇性跛行、足背动脉搏动减弱或消失，伴游走性表浅静脉炎者即可诊断。

应与闭塞性动脉硬化症相区别。后者年龄在 40 岁以上，常伴高血压、糖尿病、高脂血症及冠状动脉粥样硬化性心脏病。常为大、中动脉受累，病程发展快。X 线或血管彩色多普勒超声检查可提示患肢动脉壁内有钙化。

13.2 放血技术在血栓闭塞性脉管炎中的应用

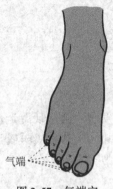

图 2-57 气端穴

技术一

放血部位 气端（图 2-57）、阿是穴。

操作规程 气端乃治疗本病之经验穴。其定位于两足十趾尖端，距趾甲 1 分处，共 10 穴。常规消毒后以三棱针快速点刺穴位（每次 3~4 个穴），挤出血液数滴后用消毒干棉球按压止血。阿是穴刺法：用三棱针常规消毒后以散刺法，速刺不留针。刺足趾时深度 1 分左右。刺下肢时则视其肌肉丰满程度而定，3 分到 1 寸。若有紫黑色血液外流，务使瘀血流尽，再用酒精棉球擦净污血。

技术二

放血部位　阿是穴（患肢局部静脉血管较明显处）、委中（图2-58）。

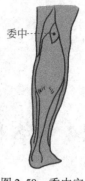

图2-58　委中穴

操作规程　阿是穴每次2~3处，局部常规消毒后，用三棱针刺入患肢局部较明显的小静脉，使其自然出血，能拔火罐的部位待自然出血停止后再拔罐。再嘱患者手扶桌案，足跟着地，用力挺直膝关节，使血络显露。对准委中部瘀血明显的静脉迅速刺入1~2分，随即迅速退出。待血色由黑紫转为鲜红时，用消毒干棉球按压止血。

出血量　5~10ml。

每周治疗2次，5次为1疗程。

13.3　临床备要

血栓闭塞性脉管炎放血治疗时要结合药物治疗，必要时需要手术治疗，并注意预防调护。

（1）药物治疗

1）右旋糖酐-40：用分子质量为5000~20 000的右旋糖酐静脉滴注。长期应用有出血的可能，急性发展期和溃疡坏疽伴有继发感染时不宜应用。

2）血管扩张剂：可应用盐酸妥拉唑啉、烟酸等。

3）抗生素：有局部和全身感染时，选用合适的抗生素治疗。

4）糖皮质激素：病情急性期时可考虑应用，每日口服泼尼松或静脉滴注氢化可的松。

5）止痛药：疼痛明显者可选用各种止痛药，或用普鲁卡因穴位注射、静脉封闭或股动脉周围封闭，甚至可行腰交感神经节阻滞或硬脊膜外麻醉等。

6）局部治疗：对干性坏疽无菌包扎防止感染，对溃疡可外用康复新换药。

（2）手术治疗

经非手术方法治疗无效者，可行腰交感神经切除术、大隐静脉移植转流术或动脉血栓内膜剥离术。当肢端坏死边界局限后，在无菌情况下清创，将坏死组织清除。对已形成指（趾）端坏疽者，要考虑截指（趾）术。

（3）预防调护

禁烟。保护双足，防止寒冷潮湿，避免外伤，防止肢体血管痉挛。劳动时适当变换体位，防止肢体血管长时间受压而影响血液循环。

骨伤科疾病

14 落枕

14.1 落枕概述

落枕是一种常见病,本病起于睡眠之后,与睡枕及睡眠姿势有密切关系。好发于青壮年,以冬春季多见。

14.1.1 概念

落枕或称"失枕",常见发病经过是入睡前并无任何症状,晨起后却感到项背部明显酸痛,颈部活动受限。如为颈椎病引起,可反复"落枕"。

14.1.2 病因病机

(1) 中医病因病机

风寒侵淫:颈肩裸露感受风寒致使颈筋气血凝滞、筋脉不舒,而发生颈肩疼痛。此型有风邪偏盛与寒邪偏盛两种类型,应注意分辨。

肝肾亏虚,复感外邪:平素肝肾亏虚之人,缺乏筋肉锻炼,身体衰弱,气血不足,循行不畅,舒缩活动失调;或有颈椎病,久伤不愈或筋骨萎弱、疲劳过度复感风寒侵袭,致经络不舒,肌肉气血凝滞而痹阻不通,僵凝疼痛而发生本病。

(2) 西医病因病理

夜间睡眠姿势不良,头颈长时间处于过度偏转的位置;或因睡眠时枕头不合适,过高、过低或过硬,使头颈处于过伸或过屈状态,均可引起颈部一侧肌肉紧张,使颈椎小关节扭错,时间较长即可发生静力性损伤,使伤处肌筋强硬不和,气血运行不畅,局部疼痛不适,动作明显受限等。

14.1.3 临床表现

1) 落枕的临床表现为晨起突感颈后部、上背部疼痛不适,以一侧为多,或有两侧俱痛者,或一侧重,一侧轻。

2）多数患者可回想到昨夜睡眠位置欠佳，检查时颈部肌肉有触痛。由于疼痛，使颈项活动欠利，不能自由旋转，严重者俯仰也有困难，甚至头部强直于异常位置，使头偏向病侧。

3）检查发现颈部肌肉有触痛、浅层肌肉有痉挛、僵硬，摸起来有条索感。

14.1.4　临床诊断

1）因睡眠姿势不良或感受风寒后所致。

2）急性发病，睡眠后一侧颈部出现疼痛、酸胀，可向上肢或背部放射，活动不利，活动时伤侧疼痛加剧，严重者使头歪向病侧。

3）患侧常有颈肌痉挛，胸锁乳突肌、斜方肌、菱形肌及肩胛提肌等处压痛。在肌肉紧张处可触及肿块和条索状的改变。

14.2　放血技术在落枕中的应用

技术一

放血部位　阿是穴、风池（患侧）（图2-59）、肩井（患侧）（图2-60）。

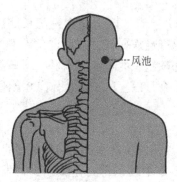

图2-59　风池穴

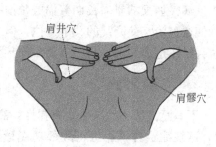

图2-60　肩井穴

操作规程　在患侧颈部寻找明显的压痛点，常规消毒后用三棱针快速点刺压痛点2～3针，使之出血数滴，再用闪火法拔火罐，留罐5～10分钟。在留罐期间用毫针针刺风池、肩井，手法为泻法。

技术二

放血部位　阿是穴。

操作规程　先按压病变局部找到疼痛明显的压痛点，常规消毒后，用梅花针中度叩刺患部，以局部出血如珠为度。然后用透明玻璃火罐以闪火法在叩刺部位拔火罐，5～10分钟后取下火罐，再用消毒棉球擦干血迹。叩刺时嘱患者头向患侧转动2～3次，或做背屈仰天及前屈低头动作数次。

急性期每日1次，中病即止。

14.3 临床备要

落枕是一个常见病、多发病，临床上治疗方法很多，可以综合参考选用，预后较好，但日常要注意对颈部的护养。

14.3.1 综合治疗

落枕的治疗方法很多，如推拿、手法理筋、针灸、药物、热敷等均有良好的效果，可以结合放血法使用。家人可帮助落枕者进行按摩、热敷以减轻痛苦。在治疗期间注意颈项部保暖，避风寒，以免影响疗效。

14.3.2 预后

因为落枕是急性起病，仅为单纯性肌肉痉挛，本身有自愈的趋向。所以，只要及时采取治疗措施，症状是可以很快消失的。

一般落枕经1～2次治疗即可治愈。但部分患者实际上是在颈部长期病变的基础上发病，如颈部肌肉长期劳损或颈椎有退行性病变等，在一定条件下诱发本病，即使通过治疗使紊乱的关节复位，但颈部软组织的充血、水肿、增厚等炎性变化也会继续造成颈部不适，需要2周甚至1个月以上的治疗、休息才能痊愈。

14.3.3 预防调护

1）不宜睡高枕，枕头要富有弹性，高度以侧卧位时头部与身体能平直为佳。

2）落枕症状缓解后可行颈部功能锻炼，以增强颈部力量，减少复发机会。但动作宜缓慢，并尽力做到所能达到的范围。

3）落枕起病较快，病程也很短，1周以内多能痊愈。及时治疗可缩短病程，不治疗者也可自愈，但复发机会较多。落枕症状反复发作或长时间不愈的应考虑颈椎病的存在，应找专科医生检查，以便及早发现、治疗。

15 颈椎病

15.1 颈椎病概述

颈椎病又称颈椎综合征，主要表现为颈肩痛、头晕头痛、上肢麻木、肌肉萎缩，严重者双下肢痉挛、行走困难，甚至四肢麻痹，大小便障碍，出现瘫痪。此病多见于 40 岁以上患者，多发在中老年人，男性发病率高于女性。

15.1.1 概念

颈椎病是颈椎骨关节炎、增生性颈椎炎、颈神经根综合征、颈椎间盘脱出症的总称，是一种以退行性病理改变为基础的疾病。主要由于颈椎长期劳损、骨质增生，或椎间盘脱出、韧带增厚，致使颈椎脊髓、神经根或椎动脉受压，出现一系列功能障碍的临床综合征。颈椎病可分为：颈型颈椎病、神经根型颈椎病、脊髓型颈椎病、椎动脉型颈椎病、交感神经型颈椎病、食管压迫型颈椎病。属中医学"痹症"范畴。

15.1.2 病因病机

(1) 中医病因病机

痹，即痹阻不通。痹症是指人体肌表、经络因感受风、寒、湿、热等引起的以肢体关节及肌肉酸痛、麻木、重着、屈伸不利，甚或关节肿大灼热等为主症的一类病症。临床上有渐进性或反复发作性的特点。主要病机是气血痹阻不通、筋脉关节失于濡养所致。

(2) 西医病因病理

发育性颈椎椎管狭窄、颈椎的先天性畸形、慢性劳损、不良的睡眠体位、不当的工作姿势、不适当的体育锻炼等都可以导致本病。

颈椎的退行性变：椎间盘变性及其继发性的一系列病理改变、韧带-椎间盘间隙的出现与血肿形成、椎体边缘骨刺形成、颈椎其他部位的退变、韧带肥厚和继发的椎管狭窄导致椎管矢状径及容积减小，刺激或压迫了邻近的神经根、脊髓、椎动脉及颈部交感神经等组织，引起一系列症状和体征。

15.1.3 临床表现

1）发病缓慢，以头枕、颈项、肩背、上肢等部疼痛以及进行性集体感觉和运动功能障碍为主症。

2）轻者可出现头晕，头痛，恶心，颈肩疼痛，上肢疼痛、麻木无力。

3）重者可导致瘫痪，甚至危及生命。

4）其病变好发于颈5、6之间的椎间盘，其次是颈6、7、颈4、5之间的椎间盘。

5）颈椎病按其受压部位的不同，一般可分为神经根型、脊髓型、交感型、椎动脉型、混合型等。开始常以神经根压迫和刺激症状为主要表现，以后逐渐出现椎动脉、交感神经及脊髓功能或结构上的损害，并引起相应的临床症状。

15.1.4 临床诊断

根据临床表现和检查可诊断。

1）颈椎病的临床症状较为复杂。主要有颈背疼痛、上肢无力、手指发麻、下肢乏力、行走困难、头晕、恶心、呕吐，甚至视物模糊、心动过速及吞咽困难等。颈椎病的临床症状与病变部位、组织受累程度及个体差异有一定关系。

2）正常40岁以上的男性、45岁以上的女性约有90%存在颈椎椎体的骨刺。故有X线之改变，不一定有临床症状。

3）CT已用于诊断后纵韧带骨化、椎管狭窄、脊髓肿瘤等所致的椎管扩大或骨质破坏，测量骨质密度以估计骨质疏松的程度。此外，由于横断层图像可以清晰地见到硬膜鞘内外的软组织和蛛网膜下腔。故能正确地诊断椎间盘突出症、神经纤维瘤、脊髓或延髓的空洞症，对于颈椎病的诊断及鉴别诊断具有一定的价值。

4）颈型颈椎病与慢性颈部软组织损伤鉴别：慢性颈部软组织损伤因长期低头工作，头经常处于前屈的姿势，使颈椎间盘前方受压，髓核后移，刺激纤维环及后纵韧带，从而产生不适症状。

15.2 放血技术在颈椎病中的应用

技术一

放血部位 阿是穴。

操作规程 患者取坐位或俯卧位，颈臂背处痛区局部消毒，用七星针弹刺至点状出血，力度以患者能耐受为度，然后在叩刺部位拔罐，5～10分钟后取罐，再用消毒棉球擦净血迹。

隔日治疗 1 次，7 次为 1 疗程。

技术二

放血部位　阿是穴、颈项正中督脉及颈夹脊三线（图 2-61）。

操作规程　患者取俯卧位或坐在靠背椅上，上肢和头伏在椅背上，颈项及胸背部皮肤常规消毒后，以皮肤针先重点叩刺颈项部明显的压痛点至皮肤轻微出血后，再沿颈项正中督脉及颈夹脊三线自上而下叩刺至大椎和风门穴，至皮肤轻微出血为度，然后在叩刺部位用闪火法拔罐，留罐 5 ~ 10 分钟，拔出瘀血少量。治疗后叮嘱患者当日禁止沐浴。

每周治疗 2 次，5 次为 1 个疗程。

技术三

放血部位　阿是穴。

操作规程　在颈部寻找最明显的压痛点 1 ~ 2

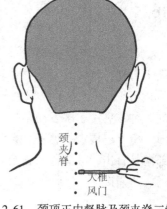

图 2-61　颈项正中督脉及颈夹脊三线

处，常规消毒后，用三棱针点刺出血，再用闪火法拔罐，留罐 5 ~ 10 分钟，起罐后用酒精棉球擦净血迹。

每周治疗 2 次，5 次为 1 个疗程。

15.3　临床备要

颈椎病在临床上是一个常见病种，可以引起多种并发症，治疗方法很多，可以综合参考选用，日常要注意对颈部的护养。

（1）并发症

常见的并发症有吞咽障碍、视力障碍、高血压颈椎病、胸部疼痛、下肢瘫痪、猝倒等。

（2）其他疗法

可选择药物治疗，应用止痛剂、镇静剂、维生素（如 B_1、B_{12}），对症状的缓解有一定的效果。此外还可以酌情配合运动疗法、牵引治疗、手法按摩推拿疗法、理疗、温热敷等治疗方法，如有严重神经根或脊髓压迫者，必要时可手术治疗。

16 肩周炎

16.1 肩周炎概述

肩周炎，全称为肩关节周围炎，发病年龄大多在 40 岁以上，女性发病率略高于男性，且多见于体力劳动者。由于 50 岁左右的人易患此病，所以本病又称为"五十肩"。本病以肩关节疼痛为主，是先呈阵发性酸痛，继之发生运动障碍的一种常见病、多发病。

患有肩周炎的患者，自觉有冷气进入肩部，也有患者感觉有凉气从肩关节内部向外冒出，故又称"漏肩风"。其病变特点是广泛，即疼痛广泛、功能受限广泛、压痛广泛。

16.1.1 概念

是以肩部逐渐产生疼痛，夜间为甚，逐渐加重，肩关节活动功能受限而且日益加重，加重到某种程度后逐渐缓解，直至最后完全复原为主要表现的肩关节囊及其周围韧带、肌腱和滑囊的慢性特异性炎症。属中医学"漏肩风"、"肩凝风"、"冻结肩"、"五十肩"范畴。

16.1.2 病因病机

(1) 中医病因病机
肩周炎在中医学属痹症范围，以风寒湿三气杂合、慢性损伤、外伤为主要致病因素，但"邪之所凑，其气必虚"，因此，除外邪所凑、外伤、劳损外，也与患者身体虚弱、腠理空疏、年老肝肾不足、饮食劳倦内伤，而致气血虚弱、精气不足等因素有关。

(2) 西医病因病理
肩部因素：本病大多发生在 40 岁以上中老年人，软组织退行病变，对各种外力的承受能力减弱是基本因素；长期过度活动，姿势不良等所产生的慢性致伤力是主要的激发因素。上肢外伤后肩部固定过久，肩周组织继发萎缩、粘连。肩部急性挫伤、牵拉伤后因治疗不当等。

肩外因素：颈椎病，心、肺、胆管疾病发生的肩部牵涉痛，因原发病长期不愈使肩部肌肉持续性痉挛、缺血而形成炎性病灶，转变为真正的肩周炎，轻者见周围软组织肿胀、皮肤青紫、肩部疼痛、关节屈伸不利；重者造成肩关节周围韧带、肌腱的撕脱、断裂，肩部剧痛及肩关节功能活动严重受限等。

16.1.3　临床表现

（1）肩部疼痛

初起肩部呈阵发性疼痛，多数为慢性发作，以后疼痛逐渐加剧或顿痛，或刀割样痛，且呈持续性，气候变化或劳累后，常使疼痛加重，疼痛可向颈项及上肢（特别是肘部）扩散，当肩部偶然受到碰撞或牵拉时，常可引起撕裂样剧痛，肩痛昼轻夜重为本病一大特点，多数患者常诉说后半夜痛醒，不能成寐，尤其不能向患侧侧卧，此种情况因血虚而致者更为明显；若因受寒而致痛者，则对气候变化特别敏感。

（2）肩关节活动受限

肩关节向各方向活动均可受限，以外展、上举、内外旋更为明显，随着病情进展，由于长期失用引起关节囊及肩周软组织的粘连，肌力逐渐下降，加上喙肱韧带固定于缩短的内旋位等因素，使肩关节各方向的主动和被动活动均受限，当肩关节外展时出现典型的"扛肩"现象，特别是梳头、穿衣、洗脸、叉腰等动作均难以完成，严重时肘关节功能也可受影响，屈肘时手不能摸到同侧肩部，尤其在手臂后伸时不能完成屈肘动作。

（3）怕冷

患肩怕冷，不少患者终年用棉垫包肩，即使在夏天，肩部也不敢吹风。

（4）压痛

多数患者在肩关节周围可触到明显的压痛点，压痛点多在肱二头肌长头腱沟、肩峰下滑囊、喙突、冈上肌附着点等处。

（5）肌肉痉挛与萎缩

三角肌、冈上肌等肩周围肌肉早期可出现痉挛，晚期可发生失用性肌萎缩，出现肩峰突起、上举不便、后弯不利等典型症状，此时疼痛症状反而减轻。

（6）X线及化验室检查

常规X线检查，大多正常，后期部分患者可见骨质疏松，但无骨质破坏，可在肩峰下见到钙化阴影。实验室检查多正常。

16.1.4　临床诊断

依据典型的临床表现结合X线检查可以诊断。

诊断肩周炎时摄X线的目的之一，是作为肩部骨折、脱位、肿瘤、结核以及骨性关节炎，风湿性、类风湿关节炎等疾病的鉴别诊断手段。

16.2 放血技术在肩周炎中的应用

技术一

放血部位 阿是穴。

操作规程 患者取坐位，取患肩部最明显的压痛点 1 ~ 2 处，常规消毒后，用三棱针点刺 3 ~ 5 下，后立即拔火罐，留罐 5 ~ 10 分钟，起罐后用酒精棉球擦净血迹。

每周 2 ~ 3 次，5 次为 1 疗程。

技术二

放血部位 阿是穴。

操作规程 在患侧肩部寻找压痛点，常规消毒后，以阿是穴为中心，以梅花针向四周呈放射状重叩，如无明显压痛点则在肩关节疼痛区域中度叩刺，以渗出血珠为度，叩刺后配合拔罐 5 ~ 10 分钟。可配合推拿治疗。

每周 2 ~ 3 次，每次都要重新寻找压痛点，5 次为 1 疗程。

16.3 临床备要

想通过一种方法一劳永逸地治愈肩周炎，是不可能做到的。肩周炎属于一种慢性无菌性炎症，起病缓慢，症状明显时，可能已经有几个月甚至几年的病史。而且，肩周炎与肩关节周围肌肉长期劳损、持续紧张有关，短时间或者一次性的治疗，是无法永久改善肩关节肌肉状态的。可以通过较长时间的康复治疗来改善肌肉状态，控制症状复发。

16.3.1 康复疗法

肩周炎的康复治疗方法比较多，仅中医就有针灸、推拿、拔罐、小针刀、药物内服外敷等多种方法，结合现代理疗方法，往往能取得不错的效果。但是这些治疗效果是短暂的，只是暂时性地改善症状，若想摆脱肩周炎的困扰，还得靠运动康复，正所谓"三分治，七分炼"。

1）急性期或早期最好对病肩采取一些固定和镇痛的措施，以解除患者疼痛，如用三角巾悬吊，并对病肩做热敷、理疗或封闭等治疗。

2）慢性期主要表现为肩关节功能障碍。这时以功能锻炼和按摩为主，配合理疗进行治疗。肩周炎康复治疗的方法主要是医疗体操。

A. 体操练习：双手握住体操棒，在体前，手臂伸直，然后反复用力向上举，尽量向头后部延伸；在体后，双手握棒，用力向上举。

B. 手指爬墙练习：侧面或前面站立，抬起患侧的前臂，以食指和中指贴墙，然后沿墙向上慢慢做爬墙式运动。

C. 患侧手臂上举，反复摸后脑勺，病侧手于体后，上抬摸背部。如果患侧手臂活动不便，可用健侧手帮助患侧手上抬。

16.3.2 中医综合方法

(1) 膏药

以祛风散寒、解痉通络、活血化瘀为目的。

(2) 拔罐

拔罐治疗肩周炎常选用的穴位有：肩井、肩隅、肩前、肩贞、天宗等穴位。每次选 2 个穴位，交替使用。

(3) 刮痧

刮痧治疗肩周炎常选用的经络有：手臂外侧的肺经、大肠经。每周可刮 1～2 次。

(4) 针灸

针灸治疗肩周炎常选用的穴位有：肩井、肩隅、肩前、肩贞、大椎、曲池、外关、腕骨等穴位。选用 1～1.5 寸针灸针，用 75% 酒精棉球消毒皮肤，刺入穴位，留针 20～30 分钟。每日 1 次。2 周为 1 疗程。

16.3.3 预防保健

及时的功能锻炼和康复后保健也是很重要的，肩周炎在治疗过程中以及以后的康复治疗中，加强体育锻炼和功能调节是预防和治疗肩周炎的有效方法，但是这种功能锻炼以不加重患者疼痛为前提，一般主张治疗与功能锻炼同时进行，避免愈后并发症，配合正确的功能活动，康复后的保健至关重要，做到以下几个方面，肩周炎可有效治疗。

1）要保暖防寒：受凉常是肩周炎的诱发因素，因此，为了预防肩周炎，中老年人应重视保暖防寒，勿使肩部受凉。一旦着凉也要及时治疗，切忌拖延不治。

2）加强肌肉锻炼：加强肩关节肌肉的锻炼可以预防和延缓肩周炎的发生和发展。据调查，肩关节肌肉发达、力量大的人群中，肩周炎发作的概率下降了很多。所以，肩关节周围韧带、肌肉的锻炼强大，对于肩周炎的治疗恢复有着重要的意义。

17 腱鞘囊肿

17.1 腱鞘囊肿概述

腱鞘囊肿最常发生于腕部背侧，其次是腕部掌面的桡侧，亦可发生于手掌、手指和足背部，少数发生于膝及肘关节附近；多见于青年和中年，女性多于男性；大多逐渐发生或偶尔发现，生长缓慢。极少数病例囊肿可自行吸收，但时间长。多数病例经非手术治疗，疗效较好，但可复发。极少数病例需手术切除，效果良好。

17.1.1 概念

腱鞘囊肿是指发生于关节囊或腱鞘附近的一种内含胶冻状黏液的良性肿块，其多为单房性，也可为多房性。其临床表现主要为腕背部、腕掌部或足背部出现豌豆至拇指头大小的半球状肿块，质硬，有弹性，基底固定，有压痛。属中医学"伤筋"、"筋痹"、"肘痛"范畴。

17.1.2 病因病机

(1) 中医病因病机

外因大多为严冬涉水，久居湿地，负重远行，致风寒湿热之邪侵袭筋脉，其内因为禀赋不足，久病体弱，或其他痹病日久，迁延不愈，导致正气不足。内外合犯，致使筋脉阻滞，气血运行受阻，筋脉不利，而成筋痹。

(2) 西医病因病理

发病原因不明，目前主要认为与关节囊、韧带、腱鞘上的结缔组织因局部营养不良，发生退行性黏液性变性或局部慢性劳损有关。

17.1.3 临床表现

1）腱鞘囊肿（图2-62）最常见于腕背部，腕舟骨及月骨关节的背侧，拇长伸肌腱及指伸肌腱之间。

2）起势较快，增长缓慢，多无自觉疼痛，少数有局部胀痛。

3）局部可见一个半球形隆起，肿物突出皮肤，表面光滑，皮色不变，触之有囊性感，与皮肤不相连，周围境界清楚，基地固定或推之可动，压痛轻微或无压痛。

4）部分患者囊肿经长期的慢性炎症刺激，囊壁肥厚变硬，甚至达到与软骨相似的程度。

5）腱鞘囊肿还可见于踝关节背部和腘窝部。发生于腘窝部者，伸膝时可见如鸡蛋大的肿物，屈膝时则在深处，不易触摸清楚。

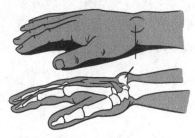

图 2-62　腱鞘囊肿

17.1.4　临床诊断

1）腕背侧、掌侧或足背等处出现半球形、表面光滑、张力较大的囊性肿块。
2）肿块生长缓慢，压之有酸胀或痛感，基底固定。
3）X 线显示骨关节无改变。

17.2　放血技术在腱鞘囊肿中的应用

技术

放血部位　囊肿局部。

操作规程　患者取合适的体位，先挤出囊肿，使其固定不动，皮肤常规消毒后，用三棱针从囊肿基底部快速刺入，深入囊肿中心。稍搅动，再快速出针，出针后用两手拇食指在针眼周围挤压，出尽囊内容物，待挤不出黏液时，用小号玻璃罐拔罐，留罐 5 分钟，起罐后用消毒棉球清理创口周围黏液。

三棱针点刺一般只使用 1 次，如 1 周后囊肿仍然高突者则再使用 1 次，最多使用 2 次。

17.3　临床备要

临床本病一般不需药物治疗。要做囊内注射者，则可选用醋酸氢化可的松或泼尼松龙。需手术治疗者，则术后选用适当的抗生素。部分住院患者还需补充液体等。

1）腱鞘囊肿可以自行消退，但时间较长。

2）浅表囊肿可用外力压破、击破、挤破或用针刺破囊壁，待其自行吸收，可治愈，但易复发。

3）局麻下用粗针头穿刺，尽量抽尽胶状液，注入醋酸氢化可的松或泼尼松龙 12.5~25mg，加压包扎，每周 1 次，连续 2~3 次即愈，常复发。

4）手术治疗：效果最佳。手术必须仔细将全部囊壁连同周围部分正常的腱鞘、腱膜等组织彻底切除。术后很少复发。复发者，仍可再次手术切除。

18 类风湿关节炎

18.1 类风湿关节炎概述

类风湿关节炎是一种以慢性侵蚀性关节炎为特征的全身性自身免疫病。如果不经过正规治疗，约75%的患者在3年内出现残废。类风湿关节炎在各年龄中皆可发病，高峰年龄在30～50岁，一般女性发病多于男性。

18.1.1 概念

类风湿关节炎的病变特点为滑膜炎以及由此造成的关节软骨和骨质破坏，最终导致关节畸形（图2-63）。

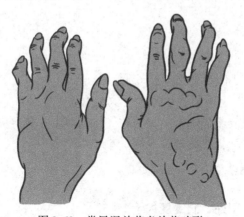

图2-63 类风湿关节炎关节畸形

常根据起病的缓急程度或发病时受累部位分类。根据起病缓急程度可分为隐匿性、亚急性和突发性起病三大类；根据发病时受累关节数可分为多关节、少关节、单关节及关节外表现起病。

18.1.2 病因病机

（1）中医病因病机

人体在劳倦涉水或汗出淋雨等情况下，致使阳气受损，腠理空虚，卫气不固，则风、寒、湿邪乘虚侵袭肌肤，流注经络、关节，气血运行阻滞，患部肿胀疼痛，关节僵硬变形。

（2）西医病因病理

遗传因素：类风湿关节炎患者1级亲属中患病的风险较普通人群高1.5倍。孪生子研究结果显示，与类风湿关节炎相关的各种因素中，遗传因素占50%~60%。

感染因素：某些病毒和细菌感染可能作为始动因子，启动携带易感基因的个体发生免疫反应，进而导致类风湿关节炎的发病。与类风湿关节炎发病相关的病原体包括EB病毒、细小病毒B19、流感病毒及结核分枝杆菌等。

性激素：类风湿关节炎发病率男女之比为1：（2~4），提示性激素可能参与发病。另外，女性类风湿关节炎患者在怀孕期内病情可减轻，分娩后1~3个月易复发，提示孕激素水平下降或雌-孕激素失调可能与类风湿关节炎的发病有关。

类风湿关节炎的主要病理改变为滑膜炎，表现为滑膜增生和炎性细胞浸润。类风湿关节炎的滑膜改变可分为炎症期、血管翳形成期和纤维化期。血管翳形成是类风湿关节炎滑膜的重要病理特征，在类风湿关节炎软骨和骨破坏过程中发挥重要作用。关节外表现的主要病理基础为血管炎。类风湿结节是其特征性表现，结节中心为类纤维素样坏死组织，周围有"栅状"排列的组织细胞、成纤维细胞及巨噬细胞等。

18.1.3 临床表现

1）晨僵至少1小时，持续至少6周。

2）3个或3个以上关节肿，持续至少6周。

3）腕、掌指关节或近端指间关节肿，持续至少6周。

4）对称性关节肿，持续至少6周。

5）手X线的改变。

6）皮下结节。

7）类风湿因子阳性，滴定度大于1：32。

18.1.4 临床诊断

1）血常规：约30%的类风湿关节炎患者合并贫血，多为正细胞正色素性贫血。病情活动期血小板升高。少数情况下有白细胞降低，如Felty综合征。

2）急性时相反应物：大多数类风湿关节炎患者在活动期血沉增快及C-反应蛋白升高，病情缓解时可恢复正常。

3）类风湿因子（RF）：75%~85%的患者血清类风湿因子阳性，并与病情和关节外表现相关。

4）抗瓜氨酸化蛋白抗体（ACPA）：抗瓜氨酸化蛋白抗体是一类针对含有瓜

氨酸化表位的自身抗体的总称，对类风湿关节炎的诊断具有很高的敏感性和特异性，并与类风湿关节炎的病情和预后密切相关。

18.2 放血技术在类风湿关节炎中的应用

技术一

放血部位 阿是穴。

操作规程 选取患侧关节周围显露的静脉血管，局部常规消毒后，用消毒三棱针点刺出血，然后用手挤压，直至血色变淡，再用消毒干棉球按压止血。

每周治疗2次，10次为1个疗程。

技术二

放血部位 阿是穴。

操作规程 常规消毒，在患侧关节周围，用梅花针做环形叩击，重点叩打疼痛最严重或最敏感的部位，至局部微微渗血为度，再用酒精棉球擦净血迹。

隔日1次，10次为1个疗程。

18.3 临床备要

临床上对于类风湿关节炎患者应强调早期应用改善病情的抗风湿药。

(1) 治疗思路

病情较重、有多关节受累，伴有关节外表现或早期出现关节破坏等预后不良因素者应考虑2种或2种以上改善病情抗风湿药的联合应用。主要联合用药方法包括甲氨蝶呤、来氟米特、羟氯喹及柳氮磺吡啶中任意2种或3种联合。应根据患者的病情及个体情况选择不同的联合用药方法。

经内科正规治疗，病情仍不能控制，为纠正畸形、改善生活质量可考虑手术治疗。但手术并不能根治类风湿关节炎，故术后仍需药物治疗。常用的手术主要有滑膜切除术、人工关节置换术、关节融合术以及软组织修复术。

(2) 疾病预后

类风湿关节炎患者的预后与病程长短、病情程度及治疗有关。对具有多关节受累、关节外表现重、血清中有高滴度自身抗体和 HLA-DRI/DR4 阳性以及早期出现骨破坏的患者应给予积极的治疗。大多数类风湿关节炎患者经规范内科治疗可以临床缓解。

(3) 预防护理

类风湿关节炎无有效的预防方法，重在早期诊断早期治疗，以免延误病情。一旦诊断了类风湿关节炎，应减少或避免加重因素。

类风湿关节炎患者应戒烟，避免受凉，要适当锻炼，最大程度地改善和保存受累关节的功能，降低残疾的发生。用药过程中要密切监测病情变化，定期复查血常规、肝肾功能。

19　腰肌劳损

19.1　腰肌劳损概述

慢性腰肌劳损，为临床常见病，多发病，发病因素较多，治疗上以非手术治疗为主，如各种非手术疗法无效者，可施行手术治疗。

19.1.1　概念

腰肌劳损主要症状是腰部酸痛，日间劳累加重，休息后可减轻，日积月累可使肌纤维变性，甚而少量撕裂，形成瘢痕或纤维索条或粘连，遗留长期慢性腰背痛。

19.1.2　病因病机

(1) 中医病因病机
体虚过劳，复感外邪是慢性腰肌劳损发生的基本原因。本病多由于年老体虚、禀赋不足或后天烦劳过度、房劳内伤等因素而产生。肝脾肾三脏亏虚、络脉痹阻是慢性腰肌劳损发生的基本病机。

(2) 西医病因病理
慢性损伤：绝大多数患者有损伤史，弯腰时下腰部感觉酸痛无力，或腰部有断裂感；部分患者可伴有向臀部的放射痛，但无运动、感觉障碍是腰肌劳损病因之一。

压痛的局限性：压痛常局限于腰椎4、5或腰5、骶1棘突上和棘突之间浅表组织，腰肌劳损病变处有时能触到韧带剥离感、结节等，腰椎X线检查无骨质病变。这是最常见的腰肌劳损的病因。

退行性脊椎炎：也是常见的腰肌劳损的病因。多发生在中年人，腰痛并非均来自增生的"骨刺"，而主要是来自肌肉、筋膜、韧带、后关节的劳损或椎间盘组织或硬脊膜和脊神经，"骨刺"可使腰部的运动受到限制，在临床上表现为运动不便也是腰肌劳损的病因。

活动加剧疼痛：晨起或久坐起立时常出现明显腰痛，活动后上述症状能明显减轻；劳累和气候变化可使腰痛加剧。X线检查可发现"骨刺"及生理弧度、椎间隙改变，这都是腰肌劳损的病因。

第3腰椎导致：第3腰椎是位于腰活动的中心，又是腰椎生理前凸最突出的地方，成为腰椎前屈、后伸、左右侧弯和左右旋转活动的枢纽，其两侧横突端受牵拉的应力最大都是腰肌劳损的病因。

19.1.3　临床表现

1）有长期腰痛史，反复发作。

2）一侧或两侧腰骶部酸痛不适。时轻时重，缠绵不愈。劳累后加重，休息后减轻。

3）一侧或两侧骶棘肌轻度压痛，腰腿活动一般无明显障碍。

19.1.4　临床诊断

上述症状、体征等临床表现。X线检查多无异常，少数和可有骨质增生或脊柱畸形。

19.2　放血技术在腰肌劳损中的应用

技术一

放血部位　阿是穴（腰部压痛点）、相应夹脊穴、背俞穴。

操作规程　患者取俯卧位，背、腰部肌肉放松，用消毒后的皮肤针在腰部压痛点、相应夹脊穴、背俞穴周围均匀叩刺，力量适中，以皮肤渗血为度，再用闪火法拔罐5～10分钟，拔罐时动作要快，要求用大口玻璃罐，每次拔出的皮肤渗出液、血液以2～3ml为宜。

隔日1次，5次为1个疗程。

技术二

放血部位　阿是穴（腰部压痛点）、委中穴（双侧）（图2-64）。

操作规程　常规消毒后，用三棱针快速点刺各穴约0.2cm深，刺后立即在该处拔罐，使瘀血尽出凝结后取罐，每穴出血1～2ml。每周2次，5次为1个疗程。

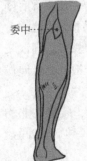

委中

图2-64　委中穴

技术三

放血部位　委中穴（双侧）。

操作规程　取患者站立位，局部皮肤常规消毒后，选用三棱针一枚，左手拇指压在被刺部位下端，右手持三棱针对准委中部青紫脉络处，与皮肤成60°斜刺入脉中后迅速将针退出，使瘀血流出。可使用消毒棉球轻轻按压静脉上端，以助瘀血排出。待瘀血自行停止后，再用消毒干棉球按压针孔，最后贴上创可贴保护针孔，以防感染。

每周2次，5次为1个疗程。

19.3 临床备要

腰肌劳损是慢性腰部或腰骶部软组织疼痛的总称，既是多种疾病的一个症状，又可作为独立的疾病，表现为腰部一侧或两侧或正中等处的疼痛，时轻时重、反复发作，久坐或天气变化后加重，日积月累可使肌纤维变性。

19.3.1 治疗思路

腰肌劳损症状主要是腰或腰骶部疼痛，反复发作，疼痛可随气候变化或劳累程度而变化，时轻时重，缠绵不愈。腰部可有广泛压痛，脊椎活动多无异常。所以如果发现有类似的情况应及时就诊，明确诊断，排除其他因素的可能，仔细检查，以防漏诊，避免延误病情。

患者如果反复发作腰肌劳损或腰肌筋膜炎，容易加速腰椎的退变。天长日久，可能容易引起较为严重的腰椎间盘突出症或者腰椎管狭窄症。

19.3.2 预防调护

(1) 避免创伤
在生活中，稍有不注意就会很容易发生腰部的急性扭伤，尤其是像冬天下雪的天气，路面比较滑，容易让人摔倒，就会对腰部造成扭伤。如果对腰部发生的扭伤没有急时进行治疗，或者治疗不彻底，就会导致组织损伤的修复不够充分，就会造成腰肌劳损。想要预防腰肌劳损就应尽量避免给腰部带来创伤。

(2) 防寒保暖
预防腰肌劳损必须注意腰部的保暖，由于寒冷、潮湿等会产生不良的刺激，让肌肉发生痉挛，血管收缩等。

(3) 腰背部锻炼
平时还要做好对腰背部肌肉的锻炼，从而让腰部的肌肉、韧带等反应能力、负重能力增强，避免发生损伤。

(4) 避免损伤
在生活工作过程中，姿势不良、劳累过度等不良习惯会导致腰部的肌肉、韧带等部位形成积累性的损伤，慢慢的就要引起腰肌劳损。因此在日常生活中要保持正确的姿势，其中包括坐姿、站姿、卧姿、睡姿等。

20　腰椎间盘突出症

20.1　腰椎间盘突出症概述

腰椎间盘突出症是较为常见的疾病之一，临床以腰 4、5 和腰 5、骶 1 发病率最高，约占 95%。

20.1.1　概念

腰椎间盘突出症主要是因为腰椎间盘各部分（髓核、纤维环及软骨板）尤其是髓核，有不同程度的退行性改变后，在外力因素的作用下，椎间盘的纤维环破裂，髓核组织从破裂之处突出（或脱出）于后方或椎管内，导致相邻脊神经根遭受刺激或压迫，从而产生腰部疼痛，一侧下肢或双下肢麻木、疼痛等一系列临床症状。

20.1.2　病因病机

(1) 中医病因病机

病证具有本虚标实的临床特点。引起腰痛的原因有风、寒、湿、热、闪挫、瘀血、气滞、痰饮等，而其根本在于肾虚。痹是气血闭塞不通所致的肢体痛，风寒湿气外袭、气血虚弱、运化乏力是其原因。因此，本病的病因病机在于肝肾不足，筋骨不健，复受扭挫，或感风寒湿邪，经络痹阻，气滞血瘀，不通则痛。病延日久，则气血益虚、瘀滞凝结而缠绵难已。

(2) 西医病因病理

腰椎间盘的退行性改变是基本因素：髓核的退变主要表现为含水量的降低，并可因失水引起椎节失稳、松动等小范围的病理改变；纤维环的退变主要表现为坚韧程度的降低。

损伤：长期反复的外力造成轻微损害，加重了退变的程度。

椎间盘自身解剖因素的弱点：椎间盘在成年之后逐渐缺乏血液循环，修复能力差。在上述因素作用的基础上，某种可导致椎间盘所承受压力突然升高的诱发因素，即可能使弹性较差的髓核穿过已变得不太坚韧的纤维环，造成髓核突出。

遗传因素：腰椎间盘突出症有家族性发病的报道，有色人种本病发病率低。

腰骶先天异常：包括腰椎骶化、骶椎腰化、半椎体畸形、小关节畸形和关节突不对称等。上述因素可使下腰椎承受的应力发生改变，从而构成椎间盘内压升高和易发生退变、损伤。

20.1.3 临床表现

1）有腰部外伤、慢性劳损或受寒湿史。大部分患者在发病前有慢性腰痛史。
2）常发生于青壮年。
3）腰痛向臀部及以下放射，腹部加压（如咳嗽、喷嚏）时疼痛加重。
4）脊柱侧弯，腰生理弧度消失，病变部位椎旁有压痛，并向下肢放射，腰活动受限。
5）下肢受累神经支配区有感觉过敏或迟钝，病程长者可出现肌肉萎缩。直腿抬高或加强试验阳性，膝、跟腱反射减弱或消失，拇趾背伸力减弱。

20.1.4 临床诊断

对典型病例的诊断，结合病史、查体和影像学检查，一般多无困难。如仅有CT、MRI 表现而无临床症状，则不应诊断本病。

20.2 放血技术在腰椎间盘突出症中的应用

技术一

放血部位 阿是穴（腰部压痛点）、患侧下肢足太阳膀胱经（图 2-65）或足少阳胆经（图 2-66）。

操作规程 腰部疼痛采用梅花针雀啄样叩刺，用力宜均匀，以患侧皮肤潮红渗血如珠为度，叩刺后用闪火法拔罐，每次拔罐 5~10 分钟。下肢麻木感单用梅花针对患侧下肢足太阳经或足少阳经循环叩刺，使用手腕之力，将针尖垂直叩打在皮肤上，并立即提起，反复进行，以局部皮肤隐隐出血为度。

隔日 1 次，5 次为 1 个疗程。

技术二

放血部位 委中穴。

操作规程 取患者站立位，皮肤常规消毒后，选用三棱针一枚，左手拇指压在被刺部位下端，右手持三棱针对准委中部青紫脉络处，与皮肤成 60°角斜刺入脉中后迅速将针退出，使瘀血排出。待出血自行停止后，再用消毒干棉球按压针孔，最后以创可贴保护针孔，以防感染。

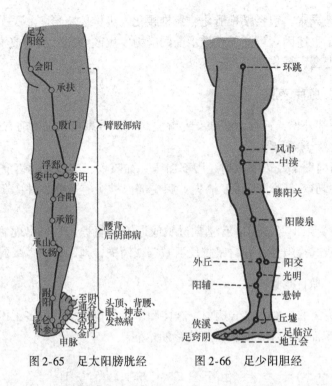

图 2-65 足太阳膀胱经　　图 2-66 足少阳胆经

每周 2 次，4 次为 1 个疗程

技术三

放血部位　阿是穴、病变腰椎间盘相应节段双侧夹脊穴。

操作规程　局部常规消毒，以三棱针点刺放血，单日根据椎间盘突出部位选病变椎间盘两侧的夹脊穴点刺，双日在患侧腰椎棘突旁压痛点刺，然后用闪火法将消毒后的玻璃罐吸附于出血部位 5～10 分钟，取罐后用消毒棉球擦净创面。

每日 1 次，每周连续治疗 5 天，共治疗 2～3 周。

技术四

放血部位　腰骶段督脉（重点在腰阳关或十七椎）（图 2-67）、病变腰椎间盘相应节段双侧夹脊穴、委中穴。

操作规程　常规消毒，用单头梅花针叩刺。疼痛明显时用重叩手法至皮肤微出血，症状改善后用轻叩手法至皮肤潮红，叩刺后用闪火法在上述叩刺部位拔罐，5～10 分钟后起罐。

隔日 1 次，10 次为 1 个疗程，疗程间休息 3～5 天，治疗 1～2 个疗程。

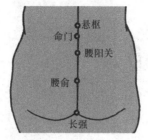

图 2-67　腰骶段督脉

20.3　临床备要

（1）非手术疗法

腰椎间盘突出症大多数患者可以经非手术治疗缓解或治愈。其治疗原理是改变椎间盘组织与受压神经根的相对位置或部分回纳，减轻对神经根的压迫，松解神经根的粘连，消除神经根的炎症，从而缓解症状。

非手术治疗主要适用于：①年轻、初次发作或病程较短者；②症状较轻，休息后症状可自行缓解者；③影像学检查无明显椎管狭窄者。

（2）手术疗法

手术疗法适应证：①病史超过 3 个月，严格保守治疗无效或保守治疗有效，但经常复发且疼痛较重者；②首次发作，但疼痛剧烈，尤以下肢症状明显，患者难以行动和入眠，处于强迫体位者；③合并马尾神经受压表现；④出现单根神经根麻痹，伴有肌肉萎缩、肌力下降者；⑤合并椎管狭窄者。

（3）预防调护

绝对卧床休息：初次发作时，应严格卧床休息，强调大、小便均不应下床或坐起，这样才能有比较好的效果。卧床休息 3 周后可以在佩戴腰围保护下起床活动，3 个月内不做弯腰持物动作。此方法简单有效，但较难坚持。缓解后，应加强腰背肌锻炼，以减少复发的概率。

腰椎间盘突出症是在退行性变基础上积累伤所致，积累伤又会加重椎间盘的退变，因此预防的重点在于减少积累伤。平时要有良好的坐姿，睡眠时的床不宜太软。长期伏案工作者需要注意桌、椅高度，定期改变姿势。职业工作中需要常弯腰动作者，应定时伸腰、挺胸活动，并使用宽的腰带。应加强腰背肌训练，增加脊柱的内在稳定性，长期使用腰围者，尤其需要注意腰背肌锻炼，以防止失用性肌肉萎缩带来的不良后果。如需弯腰取物，最好采用屈髋、屈膝下蹲方式，以减少对腰椎间盘后方的压力。

21　急性腰扭伤

21.1　急性腰扭伤概述

急性腰扭伤为青壮年体力劳动者的常见损伤，以腰部不适或腰部持续性剧痛，不能行走和翻身，咳嗽、呼吸等腹部用力活动疼痛加重等为主要表现的腰部肌肉、韧带、筋膜、小关节突等组织急性扭伤。

21.1.1　概念

急性腰扭伤是腰部肌肉、韧带、关节囊、筋膜等的急性损伤，可为部分撕裂或完全断裂，肌肉、筋膜损伤常为肌肉猛烈收缩所致（如搬东西姿势不正确、负荷重）常在肌肉起点或止点处产生撕裂伤，偶可产生筋膜破裂和肌疝。

21.1.2　病因病机

(1) 中医病因病机
肌体湿热内蕴、气滞血瘀，再加闪挫及强力负重后，腰部剧烈疼痛，腰肌痉挛，腰部不能挺直，俯仰屈伸转侧困难。
(2) 西医病因病理
多由姿势不正、用力过猛、超限活动及外力碰撞等引起软组织受损所致。

21.1.3　临床表现

患者伤后立即出现腰部疼痛，呈持续性剧痛，次日可因局部出血、肿胀腰痛更为严重；也有的只是轻微扭转一下腰部，当时并无明显痛感，但休息后次日感到腰部疼痛。腰部活动受限，不能挺直，俯、仰、扭转感到困难，咳嗽、喷嚏、大小便时可使疼痛加剧。站立时往往用手扶住腰部，坐位时用双手撑于椅子，以减轻疼痛。腰肌扭伤后一侧或两侧当即发生疼痛；有时可以受伤后半天或隔夜才出现疼痛、腰部活动受阻，静止时疼痛稍轻、活动或咳嗽时疼痛较甚。检查时局部肌肉紧张、压痛及牵引痛明显，但无瘀血现象。

21.1.4　临床诊断

(1) 临床表现

1）有腰部扭伤史，多见于青壮年。

2）腰部一侧或两侧剧烈疼痛，活动受限，不能翻身、坐立和行走，常保持一定强迫姿势，以减少疼痛。

3）腰肌和臀肌痉挛，或可触及索状硬结，损伤部位有明显压痛点，脊柱生理性弧度改变。

(2) 辅助检查方法——X 线

1）损伤较轻者，X 线无异常表现。

2）损伤严重者，X 线表现一般韧带损伤多无异常发现，或见腰生理前突消失。棘上、棘间韧带断裂者侧位片表现棘突间距离增大或合并棘突、关节突骨折。

21.2　放血技术在急性腰扭伤中的应用

技术一

放血部位　阿是穴（压痛点）、委中（患侧）。

操作规程　患者俯卧位，寻找压痛点最明显处，常规消毒，医者持三棱针在患者痛点先点刺 2～3 下，再用闪火法拔罐 5～10 分钟。再嘱患者手扶桌案，足跟着地，用力挺直膝关节，使血络显露。常规消毒后，对准委中部瘀血明显的静脉迅速刺入 1～2 分，随即迅速退出。待血色由黑紫转为鲜红时，用消毒干棉球压迫止血。

每日 1 次，中病即止。

技术二

放血部位　阿是穴。

操作规程　患者取俯卧位，寻找压痛点最明显处，局部常规消毒后，用梅花针对压痛点做环形叩刺（叩刺范围大于痛点即可），至稠密出血点为度，再用闪火法拔火罐 5～10 分钟，起罐后擦干血迹即可。

每日 1 次，2～3 次为 1 个疗程。

21.3　临床备要

(1) 并发症

急性腰扭伤临床上常见棘上韧带、棘间韧带和骶腰韧带损伤，严重者可造成韧带撕裂或棘突上剥离。部分患者可以是腰椎后关节滑膜嵌顿，主要表现为伤后腰部立即发生难以忍受的剧烈疼痛，全部腰肌处于紧张和僵板状态。本病一般不造成神经损伤。部分特别严重的患者可能出现隐性脊椎裂。

（2）治疗思路

急性期应卧床休息。压痛点明显者可用1%普鲁卡因（或加入醋酸氢化可的松1ml）做痛点封闭，并辅以物理治疗。也可局部敷贴活血、散淤、止痛膏药。症状减轻后，逐渐开始腰背肌锻炼。

（3）预防调护

预防急性腰扭伤的发生主要有以下几点：

1）应该宣传教育职工，严格遵守操作规程，熟悉生产技术，防止蛮干，杜绝、减少工伤的发生率。

2）尽可能改善劳动条件，以机械操作代替繁重的体力劳动。劳动时注意力要集中，特别是集体抬扛重物时应在统一指挥下，齐心协力，步调一致。

3）掌握正确的劳动姿势，如扛、抬重物时要尽量让胸、腰部挺直，髋膝部屈曲，起身应以下肢用力为主，站稳后再迈步，搬、提重物时应取半蹲位，使物体尽量贴近身体。

4）加强劳动保护，在做扛、抬、搬、提等重体力劳动时应使用护腰带，以协助稳定腰部脊柱，增强腹压，增强肌肉工作效能；尽量避免弯腰性强迫姿势工作时间过长。

妇 科 疾 病

22　痛经

22.1　痛经概述

痛经，是妇科患者最常见的症状之一。痛经可分为原发性痛经和继发性痛经。原发性痛经最常见于 20~30 岁女性，然后随着年龄的增长发生率逐渐下降，而继发性痛经逐渐增多。

原发性痛经是周期性月经期痛但没有器质性疾病，而继发性痛经常见于内异症、肌瘤、盆腔炎症性疾病、子宫腺肌病、子宫内膜息肉和月经流出道梗阻。因此，继发性痛经常伴有其他妇科症状，如性交困难、排尿困难、异常出血、子宫肌瘤或不孕。

原发性痛经与继发性痛经相比，常在月经来潮后即开始。而疼痛的特点没有什么不同，原发性痛经只有在排除了器质性病变后才可做出诊断。本章重点阐述原发性痛经。

22.1.1　概念

痛经或称为经期疼痛，许多妇女在经期有轻度不适，不过痛经是指经期的疼痛影响了正常的活动，并且需要药物治疗。周期性的经期疼痛是常见的并且发生于大多数月经周期。痛经常为绞痛并伴有下背部痛、恶心、呕吐、头痛或腹泻。

22.1.2　病因病机

（1）中医病因病机

中医认为痛经的病因为气血运行不畅形成气血不通，不通则痛而发生痛经，致疾病有虚实寒热之分。

1）肝郁气滞：多因情志不畅，精神紧张，忧思悲怒，以致肝郁气滞。肝主疏泄，调达一身之气机，若肝郁气结，失去疏泄条达之性，则气机升降转输不利，气机不利，血行受阻，冲任、经脉血行不畅，经血滞于胞中而痛经。

2）湿热瘀结：经期、产后胞脉正虚，调摄不当，感受湿热之邪，或脾虚湿盛，水湿内生湿邪蕴久化热。湿热之邪稽留冲任，与血相结而成瘀，胞脉阻滞，不通则痛。

3）气血虚弱：多因长期慢性病、大病或耗血使气血两伤，或素体阳气不足，脾虚不运，气血运行无力，行经之后，气血更虚，胞脉失养，经行不畅而痛。

4）肝肾亏损：因多产、多次流产、房劳，使精亏血少，损及肝肾，胞脉系于肾，胞脉失于濡养，行经之后，精血更虚，血海空虚而痛。

（2）西医病因病理

原发性痛经的发生与年龄、种族和社会经济地位无关。但是月经初潮时间早、月经周期长、吸烟和体重指数大（BMI）则疼痛越重且持续时间更长。而多产者症状减轻，精神因素可能也是痛经的原因之一。

当月经来潮子宫内膜脱落时，内膜细胞释放前列腺素。前列腺素刺激子宫肌层收缩并缺血。痛经越严重的妇女则月经血中的前列腺素水平越高，并在月经的最初两天内达到高峰。前列腺素释放也见于继发性痛经，其水平相应于盆腔的器质性病变而不同。

22.1.3 临床表现

1）腹痛多发生在经前 1~2 天，行经第 1 天达高峰，可呈阵发性、痉挛性疼痛或胀痛伴下坠感，严重者可放射到腰骶部、肛门、阴道、股内侧。

2）甚至可见面色苍白、出冷汗、手足发凉等晕厥之象。但无论疼痛程度如何，一般不伴腹肌紧张或反跳痛。也有少数于经血将净或净后 1~2 天开始觉腹痛或腰腹痛者。

22.1.4 临床诊断

常发生于年轻妇女。根据病史提示痛经的出现与月经来潮时间相符。出现阵发性痉挛性下腹痛及相关的伴随症状。妇科检查除外盆腔器质性病变。

与原发性痛经最需要进行鉴别诊断的是由子宫内膜异位症造成的继发性痛经。子宫内膜异位症痛经的患者，疼痛通常从月经来潮前 1~2 周开始，但月经来潮时或稍后有所缓解。性交痛或附件肿物及后陷凹触痛结节，能够帮助诊断。

22.2 放血技术在痛经中的应用

技术一

放血部位 次髎（图 2-68）。
操作规程 患者取俯卧位，次髎穴区常规消毒后，用梅花针对准穴位叩刺，使用手腕之力，将针尖垂直叩打在皮肤上，并立即提起，反复进行。

轻度痛经者叩刺局部皮肤以略有潮红为度；中度痛经者叩刺局部皮肤潮红但无渗血为度；重度痛经者以叩刺局部皮肤隐隐出血为度。叩刺后用闪火法拔罐，每次留罐 5 ~ 10 分钟。

于每次月经来潮前 3 ~ 5 天开始治疗，每日 1 次，至开始行经为止，每个月经周期为 1 个疗程，以 3 个疗程为限。

技术二

放血部位　次髎、关元。

操作规程　常规消毒后，用三棱针挑刺次髎穴后拔火罐 5 ~ 10 分钟，令其出血 2 ~ 5ml。关元穴用毫针向下斜刺 1.5 ~ 2 寸，使针感到达少腹及阴部为宜。实证用毫针泻法，虚证用补法，留针 20 分钟。

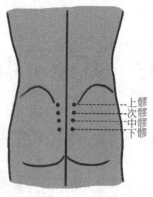

图 2-68　次髎穴

于每次月经来潮前 3 ~ 5 天开始治疗，每日 1 次，至开始行经为止，每个月经经周期为 1 个疗程，以 3 个疗程为限。

技术三

放血部位　膀胱俞与次髎之间的局部区域（图 2-69）。

操作规程　局部皮肤常规消毒，用梅花针以腕力叩打双侧腰骶部膀胱俞与次髎之间，以隐隐出血、量逐渐增多至布满局部皮肤为度，然后用闪火法拔火罐，留罐 5 ~ 10 分钟。

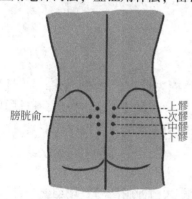

图 2-69　膀胱俞与次髎之间的局部区域

于每次月经来潮前 3 ~ 5 天开始治疗，每日 1 次，至开始行经为止，每个月经周期为 1 个疗程，以 3 个疗程为限。

22.3　临床备要

精神因素可能也是痛经的原因之一，包括母亲对女儿的影响。女孩最好在月经初潮前能够了解月经的相关信息。来自于学习或社会方面的焦虑情绪可能也是原因之一。同时，有报道约 50% 患者用安慰剂可缓解症状。平日注意锻炼身体，增强体质。做好经期心理卫生宣教工作。痛经时卧床休息，可以热敷下腹部。

23   月经不调

23.1   月经不调概述

月经不调是一种常见的妇科常见病，病因可能是器质性病变或是功能失常。许多全身性疾病如血液病，高血压，肝病，内分泌病，流产，宫外孕，葡萄胎，生殖道感染、肿瘤（如卵巢肿瘤、子宫肌瘤）等均可引起月经失调。

23.1.1   概念

月经失调也称月经不调，表现为月经周期或出血量的异常，或是月经前、经期时的腹痛及全身症状。病因可能是器质性病变或是功能失常。

23.1.2   病因病机

（1）中医病因病机

月经不调的发病原因是机体正气不足，抗病能力低下，肾气亏损，六淫侵袭；七情太过，饮食不节，营养不良，房劳多产，太胖太瘦，跌仆损伤，机械刺激及全身性疾病等诸多因素使卵巢、体内激素调解功能紊乱，导致冲任空虚，血海不能按期满溢，行经规律失常而生病。

（2）西医病因病理

情绪异常如长期的精神压抑、生闷气或遭受重大精神刺激和心理创伤，都可导致月经失调或痛经、闭经。月经是卵巢分泌的激素刺激子宫内膜后形成的，卵巢分泌激素又受脑下垂体和下丘脑释放激素的控制，所以无论是卵巢、脑下垂体，还是下丘脑的功能发生异常，都会影响到月经。

寒冷刺激引起月经过少甚至闭经，妇女经期受寒冷刺激，会使盆腔内的血管过分收缩，可引起月经过少甚至闭经。因此，妇女日常生活应有规律，避免劳累过度，尤其是经期要防寒避湿。

节食引起月经不调：少女的脂肪至少占体重的17%，方可发生月经初潮；体内脂肪至少达到体重22%，才能维持正常的月经周期。过度节食，机体能量摄入不足，造成体内大量脂肪和蛋白质被耗用，致使雌激素合成障碍而明显缺乏，影响月经来潮，甚至经量稀少或闭经。追求身材苗条的女性切不可盲目节食。

23.1.3　临床表现

1）月经先期：月经提前来潮，周期不足 21 天，且连续出现两个月经周期以上，经期基本正常，可伴有月经过多。

2）月经后期：月经周期延后 7 天以上，甚至 3~5 个月一行，可伴有经量及经期的异常，连续出现 2 个月经周期以上。

3）月经先后不定期：月经不按周期来潮，提前或错后 7 天以上，并持续出现 3 个周期以上，一般经期正常、经量不多。

4）经期延长：行经时间超过 7 天以上，甚至淋漓半月始净，月经周期基本正常，或伴经量增多，慢性盆腔炎患者可伴有下腹痛，腰骶坠痛或白带增多。

5）月经过多：月经量明显增多，但在一定时间内能自然停止。月经周期、经期一般正常，也可伴见月经提前或推后，唯周期有一定规律，或行经时间延长。病程长者，可有血虚之象。或伴有痛经、不孕、癥瘕等病症。

6）月经过少：经量明显减少，甚或点滴即净，月经周期可正常，也可伴有周期异常，常与月经后期并见。

23.1.4　临床诊断

包括如下含义，如经血量多及流血时间长（>7 天），月经频发（<20 天）、出血频繁及不规则或合并经血量多，后者多属于无排卵型功能性子宫出血病。

1）月经稀少：一次月经血量少于 10ml 或少到连两层纸都湿不透，就算月经过少。

2）月经周期改变：多次月经周期改变 7 天以上者。

3）月经过多：是连续数个月经周期中月经期出血量多，但月经间隔时间及出血时间皆规则，无经间出血、性交后出血、或经血的突然增加。系有排卵型功能失调性子宫出血中的一类。

如果持续一段时间出现以上情况，则有可能是月经不调，应当引起重视。

23.2　放血技术在月经不调中的应用

技术一

放血部位　八髎穴（图 2-70）。

操作规程　常规消毒后用三棱针点刺出血或挑破皮肤局部出血。

每日只取 1 个穴位，以上 8 穴交替使用，隔 2~3 日 1 次，5 次为 1 疗程，每疗程之间间隔 5 天，经期暂停。

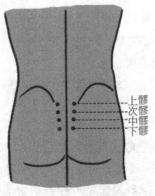

图 2-70　八髎穴

技术二

放血部位　脊柱两侧（图 2-71）、关元、子宫、血海、三阴交、太冲。

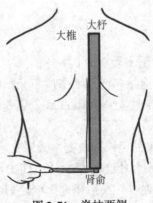

图 2-71　脊柱两侧

操作规程　常规消毒，用梅花针轻叩刺脊椎两侧背俞穴，以微微渗血为度，再用闪火法拔罐 5 ~ 10 分钟。余穴用毫针针刺 30 分钟，采用平补平泻法。

23.3　临床备要

临床确诊为神经内分泌功能失调所致的月经病，在治疗上应根据病情的轻重及患者的具体情况，采用不同的治疗方案。

23.3.1 西医治疗方法

（1）出血与贫血

由于经期长及经量多造成。除一般止血措施外，可酌情选用激素或刮宫止血。

（2）周期紊乱

可采用雌激素、孕激素单一或联合的周期治疗，也可用中药治疗。

（3）不孕

下丘脑-垂体-卵巢轴中的一个或多个环节功能失调引起的无排卵，是月经病的病理生理基础之一，也是不孕的原因之一，是许多患者迫切要求解决的问题。有些患者虽然排卵但黄体功能不足，也会引起不孕。根据患者情况选择不同的促排卵药物，改善卵巢的功能或代替垂体及下丘脑的部分功能。

23.3.2 并发症

（1）痛经

月经期间合并下腹部严重疼痛，影响工作和日常生活。分原发性和继发性两种。

（2）经前期综合征

少数妇女在月经前出现的一系列异常征象，如精神紧张、情绪不稳定、注意力不集中、烦躁易怒、抑郁、失眠、头痛、乳房胀痛等。多由于性激素代谢失调和精神因素引起。治疗以适当休息为主，必要时可用镇静药及利尿剂，也可用孕激素、雄激素、溴隐亭等抗雌激素疗法。

（3）多囊卵巢综合征

原因不明。表现为月经稀发或闭经、不孕。多毛和肥胖等症状，双卵巢呈多囊性增大，可用激素手术治疗。

（4）绝经期综合征

指部分妇女在绝经期前后出现性激素波动或减少所致的一系列躯体及精神心理症状，分为自然绝经和人工绝经。如性功能减退、阵发性出血。

23.3.3 预防调护

1）自月经初潮起，就应学习、了解一些卫生常识，对月经来潮这一生理现象有一个正确的认识，消除恐惧及紧张心理，可预防原发性痛经产生或提高痛阈、减轻疼痛程度，注意经期及性生活卫生，防止经期、产期间上行感染，积极预防和治疗可能引起经血潴留的疾病。

2）经期应注意保暖，忌寒、凉、生、冷刺激，防止寒邪侵袭；注意休息，减少疲劳，加强营养，增强体质；应尽量控制剧烈的情绪波动，避免强烈的精神刺激，保持心情愉快；平时要防止房劳过度，经期绝对禁止性生活。

3）经期要注意饮食调理，经前和经期忌食生冷寒凉之品，以免寒凝血瘀而痛经加重。月经量多者，不宜食用辛辣香燥之物，以免热迫血行，出血更甚，而且注意勿滥用药，应根据痛经的原因，辨证施治。

24 乳腺增生

24.1 乳腺增生概述

乳腺增生是女性最常见的乳房疾病，其发病率居乳腺疾病的首位。近些年来该病发病率呈逐年上升的趋势，且越来越呈低龄化趋势发展。多发于 30～50 岁女性，发病高峰为 35～40 岁。

24.1.1 概念

乳腺增生是正常乳腺小叶生理性增生与复旧不全，乳腺正常结构出现紊乱，属于病理性增生，它是既非炎症又非肿瘤的一类病。属中医"乳癖"范畴。

24.1.2 病因病机

（1）中医病因病机

本病多与情志内伤、忧思恼怒有关。足阳明胃经过乳房，足厥阴肝经至乳下，足太阴脾经行乳外，若情志内伤，忧思恼怒则肝脾郁结，气血逆乱，气不行津，津液凝聚成痰；复因肝木克土，致脾不能运湿，胃不能降浊，则痰浊内生；气滞痰浊阻于乳络则为肿块疼痛。任脉隶于肝肾，冲脉隶于阳明，若肝郁化火，耗损肝肾之阴，则冲任失调。《圣济总录》云："冲任二经，上为乳汁，下为月水。"所以本病多与月经周期相关。本病的基本病机为气滞痰凝，冲任失调，病在胃、肝、脾三经。是以乳房有形状大小不一的肿块、疼痛，与月经周期相关为主要表现的乳房病类疾病。

（2）西医病因病理

内分泌失调：黄体素分泌减少，雌激素相对增多是乳腺增生发病的重要原因。如卵巢发育不健全、月经不调、甲状腺疾病及肝功能障碍等。

情绪等精神因素的影响：精神紧张、情绪激动等不良精神因素容易形成乳腺增生，经常熬夜、睡眠不足等也会造成乳腺增生，而且这些不良因素还会加重已有的乳腺增生症状。

人为因素或不良生活习惯：女性高龄不育、性生活失调、人工流产、夫妻不和、不哺乳等原因，造成乳腺不能有正常的、周期性的生理活动。佩戴过紧的胸罩或穿过紧的内衣等。

饮食结构不合理：如高脂、高能量饮食导致脂肪摄入过多，饮酒和吸烟等不良生活习惯会诱发乳腺病。此外，高血压、高血糖也容易使女性出现内分泌失调，导致乳腺增生。

长期服用含雌激素的保健品、避孕药：人体长期过量摄入雌激素，将导致内分泌平衡失调，现在一些速生食品、人工饲养的水产及家禽使用的饲料中也多含有激素成分，长期食用也会导致乳腺疾病的发生。

24.1.3 临床表现

乳房疼痛和肿块为本病主要的临床表现。

(1) 乳房疼痛

常为胀痛或刺痛，可累及一侧或双侧乳房，以一侧偏多见，疼痛严重者不可触碰，甚至影响日常生活及工作。疼痛以乳房肿块处为主，亦可向患侧腋窝、胸胁或肩背部放射；有些表现为乳头疼痛或痒。乳房疼痛常于月经前数天出现或加重，行经后疼痛明显减轻或消失；疼痛亦可随情绪变化而波动。这种与月经周期及情绪变化有关的疼痛是乳腺增生病临床表现的主要特点。

(2) 乳房肿块

肿块可发生于单侧或双侧乳房内，单个或多个，好发于乳房外上象限，亦可见于其他象限。肿块形状有片块状、结节状、条索状、颗粒状等，其中以片块状为多见。肿块边界不明显，质地中等或稍硬韧，活动好，与周围组织无粘连，常有触痛。肿块大小不一，小者如粟粒般大，大者可逾 3 ~ 4cm。乳房肿块也有随月经周期而变化的特点，月经前肿块增大变硬，月经来潮后肿块缩小变软。

(3) 乳头溢液

少数患者可出现乳头溢液，为自觉溢液，草黄色或棕色浆液性溢液。

(4) 月经失调

本病患者可兼见月经前后不定期，量少或色淡，可伴痛经。

(5) 情志改变

患者常情志不畅或心烦易怒，每遇生气、精神紧张或劳累后加重。

24.1.4 临床诊断

B 超检查：能够发现乳腺内的微小病灶，尤其对囊性和实性肿瘤的鉴别是其他影像学检查难以取代的。

乳腺 X 线检查：乳腺 X 线检查是发现早期癌和微小癌的重要手段，但不必要在短时间内反复检查，尤其是青春期、妊娠哺乳期的乳腺对 X 线敏感，过度暴露会增加乳腺癌的发病率。一般在 30 岁之前至少应该行一次钼靶检查, 30 ~ 40 岁每 2 ~ 3 年检查 1 次, 40 岁以后 1 ~ 2 年检查 1 次。对于微钙化的检查是别的影像检查不能比拟的。

乳腺核磁检查: 乳腺核磁检查敏感性很高, 特异性中等。因其价格相对较高, 检查时间长, 空间相对狭小密闭, 所以目前没有普及。但其对于乳腺 X 线加超声检查阴性的微小乳腺癌、术后的复查、假体植入或注射丰胸乳腺的检查、乳头溢液、高危人群的筛查等方面有很大的优势。

目前临床上对于乳腺疾病的检查, 乳腺 X 线+超声检查是黄金组合, 当联合应用乳腺 X 线检查和超声检查均为阴性时, 其恶性的可能性小于 3%。

24.2 放血技术在乳腺增生中的应用

技术一

放血部位 膀胱经 (图 2-72)、阿是穴。

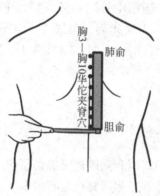

图 2-72 胸 3 至胸 10 脊柱膀胱经, 华佗夹脊穴

操作规程 患者取俯卧位, 在背部寻找反应点, 如敏感点、条索状结节、红色或褐色斑点。常规消毒后, 用梅花针在胸 3 至胸 10 脊柱两侧沿膀胱经, 华佗夹脊穴叩刺, 再重点叩刺反应点至皮肤潮红微渗血, 再用闪火法拔火罐, 留罐 5 ~ 10 分钟。隔日治疗 1 次, 5 次为 1 个疗程。

技术二

放血部位 阿是穴。

操作规程 患者俯卧位, 在背部寻找反应点, 如敏感点、条索状结节、红色或褐色斑点。反应点确定后, 皮肤常规消毒, 用三棱针挑破该点皮肤, 继续挑割皮

下组织，可见到白色纤维物，一次数根至挑断为止，注意不可挑刺过深，一般
0.2~0.3cm。挑完后用双手拇指和食指挤压出血或加拔火罐排出瘀血。完毕后，用
酒精棉球擦净血迹，在针孔处贴上创可贴即可。每周治疗1次，5次为1个疗程。

技术三

放血部位　肝俞、膏肓穴（图2-73）。

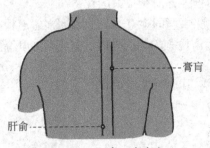

图 2-73　肝俞、膏肓穴

操作规程　常规消毒，选用中号三棱针点刺以上穴位0.1~0.2寸，接着用
中号玻璃罐在点刺部位用闪火法拔罐，留罐5~10分钟，待瘀血凝结成块后起
罐。适用于肝郁痰凝型。每日治疗1次，10次为1个疗程。

24.3　临床备要

24.3.1　治疗思路

由于对乳腺增生发生的机制和病因尚无确切了解，目前治疗上基本为对症治
疗。部分患者发病后数月至一二年后常可自行缓解，多不需治疗。

1）生理性的乳腺增生，如单纯性乳腺增生症，不需特殊处理，可自行消退。
因为精神、情绪及人为因素引起的乳腺增生，通过自身的调整（如及时诊治与乳
腺疾病发生相关的其他器官疾病，调节情绪、缓解精神压力，改变不健康的饮食
习惯，戒烟、戒酒等）也会消退或缓解。

2）病理性的乳腺增生，需积极治疗，尤其是囊性增生类型，由于存在癌变
的可能，不可掉以轻心。临床上常用的药物多数是中成药，具有活血化瘀、疏肝
理气、软坚散结、调补气血等作用。此外，尚有激素疗法，有人采用雄激素治疗
本病，但这种治疗有可能加剧人体激素间失衡，不宜常规应用。仅在症状严重、
影响正常工作和生活时才考虑采用。

24.3.2　预防调护

1）保持舒畅的心情、乐观的情绪。心理上的治疗非常重要，乳腺增生对人的危害莫过于心理的损害，因缺乏对此病的正确认识，过度紧张、刺激，忧虑悲伤，造成神经衰弱，会加重内分泌失调，促使增生症的加重，故应解除各种不良的心理刺激。心理承受能力差的人更应注意少生气，保持情绪稳定和活泼开朗的心情，促进乳腺增生缓解或消退。

2）改变饮食结构，防止肥胖，少吃油炸食品、动物脂肪、甜食及过多进补食品，要多吃蔬菜和水果，多吃粗粮。黑、黄豆最好，多吃核桃、黑芝麻、黑木耳、蘑菇。

3）生活规律、多运动，劳逸结合，保持和谐的性生活。调节内分泌可以对乳腺增生的预防起到一定作用。

4）禁止滥用避孕药及含雌激素的美容用品或食品。避免人流，坚持哺乳，能防患于未然。

5）自我检查和定期复查。

儿 科 疾 病

25　小儿腹泻

25.1　小儿腹泻概述

腹泻是多病因、多因素引起的一组疾病,是儿童时期发病率最高的疾病之一,是世界性公共卫生问题,全球大约每年至少 10 亿人次发生腹泻,根据世界卫生组织调查,每天大约 1 万人死于腹泻。在我国,腹泻同样是儿童的常见病,据有关资料,我国 5 岁以下儿童腹泻的年发病率为 20.1%,平均每年每个儿童年发病 3.5 次,其病死率为 0.51%。因此,对小儿腹泻的防治十分重要。

25.1.1　概念

小儿腹泻,是多病原、多因素引起的以腹泻为主的一组疾病。主要特点为大便次数增多和性状改变,可伴有发热、呕吐、腹痛等症状及不同程度水、电解质、酸碱平衡紊乱。

病原可由病毒、细菌、寄生虫、真菌等引起。肠道外感染、滥用抗生素所致的肠道菌群紊乱、过敏、喂养不当及气候因素也可致病。腹泻是 2 岁以下婴幼儿的常见病。小儿腹泻属中医"泄泻"范畴。

25.1.2　病因病机

(1) 中医病因病机

中医学认为:泄泻之本,无不由于脾胃。小儿脾胃薄弱,运化功能不足,感受外邪,或乳食不当,调护不当,久病久泻,致使宿食停滞,损伤脾胃阳气,脾虚则运化失司,胃弱则不能腐熟水谷,中阳之气下陷而为泄泻。

(2) 西医病因病理

分为感染和非感染因素。感染因素又分为消化道内感染和消化道外感染。非感染因素主要有内在因素和气候因素。消化道内感染包括细菌、病毒以及原虫感染。常见的细菌感染为大肠杆菌(包括致病性、产毒性和侵袭性大肠杆菌等),

其次为空肠弯曲菌、耶尔森氏菌、沙门氏菌、变形杆菌、绿脓杆菌、金黄色葡萄球菌，肠道菌群失调常引起白色念珠菌肠炎。病毒感染则以人类轮状病毒、诺沃克病毒为主要原因，其他如埃可病毒、柯萨奇病毒、腺病毒、冠状病毒。原虫感染如肠滴虫、肠梨形鞭毛虫及结肠小袋虫可引起急性或慢性肠炎。消化道外感染如呼吸道感染、泌尿道感染、中耳炎及其他急性感染性疾病。内在因素主要是小儿消化系统发育不成熟。气候因素，如寒冷使腹部受凉，肠蠕动亢进等。

25.1.3 临床表现

(1) 轻型

起病可急可缓，以肠胃道症状为主。食欲不振，偶有溢乳或呕吐，大便次数增多及性状改变。无脱水及全身中毒症状，多在数日内痊愈，常由饮食因素及肠道外感染引起。

(2) 重型

常急性起病，也可由轻型逐渐加重转变而来，除有较重的肠道症状外，还有较明显的脱水、电解质紊乱和全身中毒症状（发热、烦躁、精神委靡、嗜睡甚至昏迷、休克）。多由肠道内感染引起。

1) 胃肠道症状：食欲低下，常有呕吐，严重者可吐出咖啡样液体。腹泻频繁，大便每日 10 次至数十次，大便呈黄色水样或蛋花样，含有少量黏液，少数患儿也可有少量血便。

2) 水、电解质及酸碱平衡紊乱：由于吐、泻及食入量减少而引起脱水。脱水时常引起酸中毒、低血钾 、低血钙、低血镁。

25.1.4 临床诊断

根据发病季节、病史、临床表现和大便性状易于做出临床诊断。

诊断时必须判定有无脱水（性质和程度）、电解质紊乱和酸碱失衡；注意寻找病因，肠道内感染的病原学诊断比较困难，从临床诊断和治疗需要考虑，可先根据便常规有无白细胞将腹泻分为感染性腹泻与非感染性腹泻。

大便无或偶见少量白细胞者为侵袭性以外的病因（如病毒、非侵袭性细菌、寄生虫等肠道内外感染或喂养不当）引起的腹泻，多为水泻，有时伴脱水症状，应与下列疾病鉴别：

1) 生理性腹泻：多见于 6 个月以内婴儿，多为母乳喂养，外观虚胖，常有湿疹，生后不久出现腹泻，除大便次数增多外，无其他症状，食欲好，不影响发育。

2) 导致小肠消化吸收功能障碍的各种疾病，如乳糖酶缺乏、葡萄糖-半乳糖吸收不良、原发性胆酸吸收不良、过敏性腹泻等。

25.2　放血技术在小儿腹泻中的应用

技术一

放血部位　四缝（图2-74）。

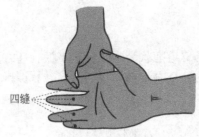

图2-74　四缝穴

操作规程　每次取2个穴。常规消毒后，用三棱针轻而快地点刺出血，每穴挤出黄色黏液或血液3~5滴。

技术二

放血部位　四缝（双）、足三里（双）（图2-75）。

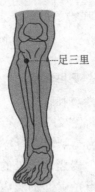

图2-75　足三里穴

操作规程　常规消毒后，四缝穴用三棱针点刺挤出黄色黏液；足三里用毫针施以补法。

技术三

放血部位 主穴：中脘、天枢（图2-76）、关元（图2-77）、足三里、上巨虚（图2-78）、阴陵泉（图2-79）；配穴：曲池、内关，诸穴除中脘、关元外，均取双侧。

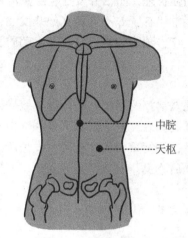

图2-76 中脘、天枢穴

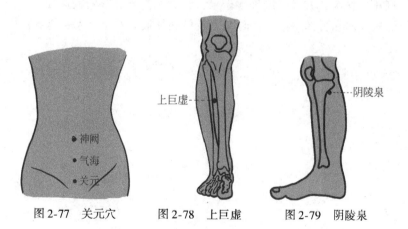

图2-77 关元穴　　图2-78 上巨虚　　图2-79 阴陵泉

操作规程 常规消毒后，用梅花针在穴位上轻叩，至皮肤潮红为度。无发热、恶心呕吐者，只取主穴；伴发热者加叩曲池，伴恶心呕吐者加叩内关。

25.3　临床备要

(1) 治疗原则

继续进食，合理调配，维持营养；迅速纠正水、电解质平衡紊乱；控制肠道内外感染；对症治疗，加强护理，防治并发症；避免滥用抗生素。

因迁延性和慢性腹泻常伴有营养不良和其他并发症，病情较为复杂，必须采取综合治疗措施：病因治疗，预防和治疗脱水、电解质及酸碱平衡紊乱，积极营养补给。

(2) 疾病预后

取决于病因营养状况及治疗的迟早。耐药性、致病性大肠杆菌或真菌所致腹泻，预后较差；病毒性肠炎预后良好，营养不良和佝偻病患儿发生腹泻，由于机体调节功能差，预后较差；病情重、治疗较晚、发生严重并发症者，如急性肾衰竭或严重继发感染者，预后不良。

(3) 预防调护

合理喂养，注意卫生管理，培养良好的卫生习惯，流行季节应注意消毒隔离，注意气候变化，防止滥用抗生素。

护理感染性腹泻应注意隔离，防止交叉感染；注意观察入量及出量（大便、小便及呕吐）情况，并及时准确地记录；注意掌握静脉补液的速度；注意臀部护理，防治尿布疹和臀部感染；按时喂水及口服补液，并给予家长指导。

26 小儿疳积

26.1 小儿疳积概述

疳证与麻疹、惊风、天花并称为儿科四大证。但古代所说之"疳积"已与现代之"疳积"有了明显的区别,在古时候,由于生活水平的限制,人们常常饥饱不均,对小儿喂哺不足,使脾胃内亏而生疳积,多由营养不良而引起,也就是相当于西医所讲的"营养不良"。而现在随着人们生活水平的提高,且近来独生子女增多,家长们又缺乏喂养知识,盲目地加强营养,反而加重了脾胃的负荷,伤害了脾胃之气,滞积中焦,使食欲下降,营养缺乏,故现在的疳积多由营养失衡造成。

26.1.1 概念

小儿疳积是疳证和积滞的总称。疳证是指由喂养不当,脾胃受伤,影响生长发育的病症,相当于营养障碍的慢性疾病。积滞是由乳食内积,脾胃受损而引起的肠胃病,临床以腹泻或便秘、呕吐、腹胀为主要症状。多见于1~5岁儿童。临床表现为全身虚弱、消瘦面黄、发枯等慢性病证。

26.1.2 病因病机

(1)中医病因病机

这是由于婴幼儿时期脏腑娇嫩,机体的生理功能未成熟完善,而生长发育迅速,对水谷精微的需要量大,因此,产生了生理上的"脾常不足"。甘肥、生冷食物吃得太多,会损伤脾胃之气,耗伤气血津液,就会出现消化功能紊乱,产生病理上的脾气虚损而发生疳积之证。

(2)西医病因病理

轻度营养不良的病理改变仅为皮下脂肪减少、肌肉轻度萎缩,机体其他组织、器官的病理改变尚不明显。重度营养不良则常有肠壁变薄、黏膜皱襞消失,心肌纤维混浊肿胀,肝脏脂肪浸润,淋巴和胸腺显著萎缩,各脏器均见缩小,从而产生一系列生理改变。

由于糖原不足或消耗过多常致低血糖。体内脂肪大量消耗,使血清胆固醇下降。蛋白摄入不足而消耗增加形成负氮平衡。细胞外液常呈低渗状态，血钾、血钙偏低，常伴有锌及其他微量元素缺乏。消化液及酶分泌减少。活性减低，影响各种营养素消化吸收。心肌收缩力减弱，心每搏输出量减少，血压偏低，脉搏细弱。肾浓缩能力减低，尿比重下降。神经系统调节功能失常，运动和语言发育迟缓。细胞和体液免疫功能低下，易并发各种感染，结核菌素试验可呈阴性反应。

26.1.3 临床表现

1）营养不良的早期表现为体重不增，以后体内脂肪逐渐消失，体重减轻，久之身长也会低于正常。

2）皮下脂肪消耗的顺序是先腹部，而后躯干、臀部、四肢、最后面颊部。因此，在营养不良早期，仅看面部而不做全身检查，不易发现消瘦。体检时一般采用测量腹部皮下脂肪层的厚度来判断皮下脂肪消失的程度。

3）营养不良患儿除表现消瘦外，还有皮肤苍白、干燥、松弛和失去弹性；肌肉松弛、萎缩，肌张力一般变为低下，运动功能发育迟缓。重者体温偏低，表现烦躁不安，继之变为呆钝，对周围环境反应淡漠。食欲低下以至消失，往往伴有呕吐和腹泻。因血清蛋白质降低可出现水肿。

26.1.4 临床诊断

（1）疳证

1）饮食异常，大便干稀不调，或脘腹膨胀等明显脾胃功能失调者。

2）形体消瘦，体重低于正常平均值的 15% ~ 40%，面色不华，毛发稀疏枯黄，严重者干枯羸瘦。

3）兼有精神不振，或好发脾气，烦躁易怒，或喜揉眉擦眼，或吮指磨牙等症。

4）有喂养不当或病后饮食失调及长期消瘦史。

5）因蛔虫引起者，谓之"蛔疳"，大便镜检可查见蛔虫卵。

6）贫血者，血红蛋白及红细胞减少。

7）出现肢体浮肿，属于营养性浮肿者，血清总蛋白量大多在 45g/L 以下，人血白蛋白约在 20g/L 以下。

（2）积滞

1）以不思饮食、食而不化、腹部胀满、大便溏泄或便秘为特征。

2）可伴有烦躁不安、夜间哭闹或呕吐等症。

3）有伤乳食史。

4）大便实验室检查可见不消化食物残渣及脂肪滴。

26.2 放血技术在小儿疳积中的应用

放血部位 四缝（图2-80）。

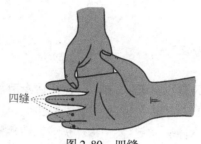

图2-80 四缝

操作规程 取四缝穴，常规消毒，用小号三棱针点刺出血，针尖略向上方，深度0.5~1分，以刺破挤出黄白色黏液或稍出血为度。

26.3 临床备要

临床注意疳积的预防和护理，喂养小儿要按其个体需要定质、定量、定时，纠正贪食、零食、偏食，饥饱不均等不良的饮食习惯。对乳幼儿尽可能给予母乳喂养，对婴儿按时添加辅食，一般应从4个月以后添加易消化的食品，添加时应掌握先稀（菜汤、米汤、果汁）后干（奶糕、蛋黄）；先素（菜泥、豆制品），后荤（鱼泥、肉末）；和先少后多的原则，较大儿童应注意食物的新鲜清洁，不宜过食生冷、肥腻之品。并应注意经常带小儿到户外呼吸新鲜空气，多晒阳光增强体质。

27 小儿急惊风

27.1 小儿急惊风概述

小儿急惊风又称"惊厥",俗名"抽风",任何季节均可发生,一般以1~5岁的小儿多见,年龄越小,发病率越高。西医学称小儿惊厥。其中伴有发热者,多为感染性疾病所致,不伴有发热者,多为非感染性疾病所致,除常见的癫痫外,还有水及电解质紊乱、低血糖、药物中毒、食物中毒、遗传代谢性疾病、脑外伤、脑瘤等。

27.1.1 概念

急惊风是小儿时期常见的一种急重病症,以临床出现抽搐、昏迷为主要特征。其症情往往比较凶险,变化迅速,威胁小儿生命。由于惊风的发病有急有缓,证候表现有虚有实,有寒有热,故临床常将惊风分为急惊风和慢惊风。凡起病急骤,属阳属实者,统称急惊风;凡病势缓慢,属阴属虚者,统称慢惊风。

古代医家认为惊风是一种恶候。如《东医宝鉴·小儿》说:"小儿疾之最危者,无越惊风之证。"《幼科释谜·惊风》也说:"小儿之病,最重惟惊。"

27.1.2 病因病机

(1) 中医病因病机

急惊风病因以外感六淫、疫毒之邪为主,偶有暴受惊恐所致。

外感六淫,皆能致惊。尤以风邪、暑邪、湿热疫疠之气为主。小儿肌肤薄弱,腠理不密,极易感受时邪,由表入里,邪气乖张而壮热,热极化火,火盛生痰,甚则入营入血,内陷心包,引动肝风,出现高热神昏、抽风惊厥、发斑吐衄,或见正不胜邪,内闭外脱。若因饮食不节,或误食污染有毒之食物,郁结肠胃,痰热内伏,壅塞不消,气机不利,郁而化火。痰火湿浊,蒙蔽心包,引动肝风,则可见高热昏厥,抽风不止,呕吐腹痛,痢下秽臭。

小儿神气怯弱,元气未充,不耐意外刺激,若目触异物,耳闻巨声,或不慎跌仆,暴受惊恐,使神明受扰,肝风内动,出现惊叫惊跳,抽搐神昏。

总之，急惊风的主要病机是热、痰、惊、风的相互影响，互为因果。其主要病位在心肝两经。小儿外感时邪，易从热化，热盛生痰，热极生风，痰盛发惊，惊盛生风，则发为急惊风。

（2）西医病因病理

无热惊厥：即抽风时不伴发热，主要包括两种疾病：一种是小儿低钙性手足搐搦症，就是由于体内缺钙引起抽风，多见于 1 岁以内的婴儿。另一种是癫痫，就是俗话说的"羊角风"；其他还有脑炎后遗症、胆红素胆病等。

高热惊厥：就是抽风伴有发热，这类主要也包括两种疾病，一种是由于高热刺激引起的高热惊厥，多见于 3 岁以下的婴幼儿。另一种是由于中枢神经系统有感染，例如，大脑炎、脑膜炎等。当然还有其他原因，如中毒、肿瘤等。

27.1.3 临床表现

1）多见于 3 岁以下婴幼儿，5 岁以上则逐渐减少。

2）以四肢抽搐、颈项强直、角弓反张、神志昏迷为主要临床表现。

3）有接触急性传染病、疫疠时邪，或暴受惊恐病史。

4）有明显的原发疾病，如感冒、肺炎咳嗽、疫毒痢、流行性腮腺炎、流行性乙肝脑炎等。中枢神经系统感染者，神经系统检查病理反射阳性。

27.1.4 临床诊断

在临床诊断中应注意惊风八候的出现和急惊风与慢惊风的区别。

惊风的症状，临床上可归纳为八候。所谓八候，即搐、搦、颤、掣、反、引、窜、视。八候的出现，表示惊风已在发作。但惊风发作时，不一定八候全部出现。以下为该病诊断要点：

1）突然发病，出现高热、神昏、惊厥、喉间痰鸣、两眼上翻、凝视，或斜视，可持续几秒至数分钟。严重者可反复发作甚至呈持续状态而危及生命。

2）可有接触传染患者或饮食不洁的病史。

3）中枢神经系统感染患儿，脑脊液检查有异常改变，神经系统检查出现病理性反射。

4）细菌感染性疾病，血常规检查白细胞及中性粒细胞常增高。

5）必要时可做便常规及大便细菌培养、血培养、胸部 X 线、脑脊液等有关检查。

27.2　放血技术在小儿急惊风中的应用

技术一

放血部位　十宣（图2-81）。

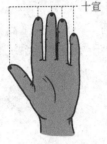

十宣

图2-81　十宣

操作规程　医者用左手食指固定于患儿指甲后，拇指自第二指骨稍用力反复上下推按，使瘀血积聚于十宣穴，常规消毒后，右手持三棱针，拇、食指捏住三棱针柄，中指指端紧靠针身下端，对准十宣穴迅速刺入即出针，并轻轻挤压针孔周围，使之出血数滴，然后用消毒干棉球按压针孔止血。

针刺一般选择1~2穴即可，主要取患儿中指、食指，一般1日内不重复针刺同一手指。

技术二

放血部位　人中。

操作规程　常规消毒后，用小号三棱针点刺入人中穴出血，不出血者加压挤血2~3滴。

技术三

放血部位　耳背显露的静脉血管（图2-82）。

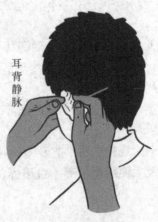

耳背静脉

图2-82　耳背静脉

操作规程　消毒后，用三棱针刺破血管，出血数滴即可。

技术四

放血部位 四缝。

操作规程 取四缝穴，常规消毒，用小号三棱针点刺出血，针尖略向上方，深度为0.5~1分，以刺破挤出黄白色黏液，或稍出血为度。

27.3 临床备要

小儿惊风的急救：无论什么原因引起的小儿急惊风，都应尽快地控制惊厥，因为惊厥会引起脑组织损伤。

(1) 急救措施

1）使患儿在平板床上侧卧，以免气道阻塞，防止任何刺激。如有窒息，立即口对口鼻呼吸。

2）可用手巾包住筷子或勺柄垫在上下牙齿间以防咬伤舌。可用针刺或手指掐人中、内关等穴。

3）发热时用冰块或冷水毛巾敷头和前额。

4）抽风时切忌喂食物，以免呛入呼吸道。

5）缺氧时立即吸氧。控制惊厥首选地西泮。缓慢静脉注射0.1~0.3mg/（kg·次），1~3分钟见效。最好分秒必争送医院查明原因，控制惊厥、抗感染和退热三者同时进行。

(2) 预防护理

1）平时加强体育锻炼，提高抗病能力。

2）避免时邪感染。注意饮食卫生，不吃腐败及变质食物。

3）按时预防接种，避免跌仆惊骇。

4）有高热惊厥史患儿，在外感发热初起时，要及时降温，服用止痉药物。

5）护理抽搐时，切勿用力强制，以免扭伤骨折。将患儿头部歪向一侧，防止呕吐物吸入。将纱布包裹压舌板，放在上下牙齿之间，防止咬伤舌体。保持安静，避免刺激。密切注意病情变化。

皮肤科疾病

28 荨麻疹

28.1 荨麻疹概述

荨麻疹是一种常见的皮肤病。可见于任何年龄，发病率高低取决于病因。人群发病率为1%~30%。

28.1.1 概念

荨麻疹系多种不同原因所致的一种皮肤黏膜血管反应性疾病。表现为时隐时现的、边缘清楚的、红色或白色的瘙痒性风团，中医称"瘾疹"，俗称"风疹块"。

28.1.2 病因病机

(1) 中医病因病机

本病总因禀赋不耐，人体对某些物质过敏所致。可因卫外不固，风寒、风热之邪客于肌表；或因肠胃湿热郁于肌肤；或因气血不足，虚风内生；或因情志内伤，冲任不调，肝肾不足，而致风邪搏结于肌肤而发病。

(2) 西医病因病理

过敏、自身免疫、药物、饮食、吸入物、感染、物理刺激、昆虫叮咬等原因引起肥大细胞依赖性和非肥大细胞依赖性导致的炎症介质（组胺、5-羟色胺、激肽及慢性炎性反应性物质等）的释放，造成血管扩张、血管通透性增加、炎症细胞浸润。

28.1.3 临床表现

1）急性荨麻疹发病急骤，皮肤突然，出现形状不一大小不等的风团，融合成片或孤立散在，呈淡红色或白色，边界清楚，周围有红晕，瘙痒不止。数小时内水肿减轻，变成红斑而渐消失，但伴随搔抓新的风团会陆续发生，此起彼伏，一日之内可发作数次。一般 2 周内停止发作。

2）慢性荨麻疹一般无明显全身症状，风团时多时少，有的可有规律，如晨起或晚间加重，有的无规律性。病情缠绵，反复发作，常多年不愈。

3）荨麻疹发生部位可局限于身体某部，也可泛发于全身。如果发生于胃肠，可见恶心、呕吐、腹痛、腹泻等；喉头黏膜受侵则胸闷、气喘、呼吸困难，严重者可引起窒息而危及生命。

28.1.4　临床诊断

皮肤上突然出现风团，色白或红或正常肤色；大小不等，形态不一；局部出现，或泛发全身，或稀疏散在，或密集成片；发无定时，但以傍晚为多。风团成批出现，时隐时现，持续时间长短不一，但一般不超过 24 小时，消退后不留任何痕迹，部分患者一天反复发作多次。

患者自觉剧痒、烧灼或刺痛。部分患者，搔抓后随手起条索状风团；少数患者，在急性发作期，出现气促、胸闷、呼吸困难、恶心呕吐、腹痛腹泻、心慌心悸。

急性者，发病急来势猛，风团骤然而起，迅速消退，瘙痒随之而止；慢性者，反复发作，经久不愈，病期多在 1~2 个月以上，甚至更久。

28.2　放血技术在荨麻疹中的应用

技术一

放血部位　大椎、双侧肺俞、双侧膈俞（图 2-83）。
操作规程　患者取俯卧位，常规消毒，用三棱针点刺出血，再用闪火法拔火罐，留罐 5~10 分钟。
隔日 1 次，10 次为 1 个疗程。

技术二

放血部位　阿是穴、背部膀胱经（图 2-84）。
操作规程　局部常规消毒，用梅花针中度叩刺皮肤严重瘙痒处及背部膀胱经，以皮肤潮红微微渗血为度，再在被叩刺的部位用闪火法拔火罐，留罐 5~10 分钟，起罐后用消毒干棉球擦净血迹。

技术三

放血部位　耳穴：神门、肺、荨麻疹点、肾上腺（图 2-85）。

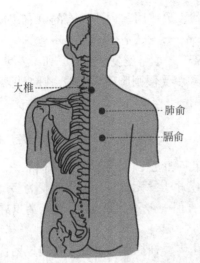

图 2-83 大椎、肺俞、膈俞穴

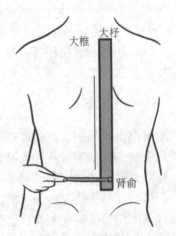

图 2-84 背部膀胱经

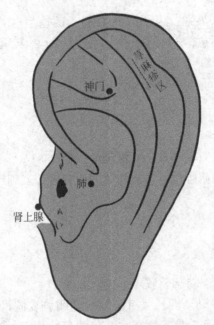

图 2-85 耳穴：神门、肺、荨麻疹区、肾上腺

操作规程 患者端坐，先轻揉耳郭，使其充血，常规消毒后，用三棱针依次点刺上述穴位，挤压出血，完毕后用消毒干棉球压迫针孔止血。

每日 1 次，10 次为 1 个疗程，每次取单侧耳穴进行治疗，双耳交替治疗。

放血量 每穴 3~5 滴。

28.3 临床备要

1）荨麻疹临床表现不一，分类较多，尽量通过详细询问病史和进行全面系统检查，找出病因并去除之（如食物、感染和药物等因素）。对慢性荨麻疹患者，则应尽力避免各种诱发加重因素。

2）局部治疗可以给予止痒剂，如炉甘石洗剂、薄荷酚液、复方樟脑醑等外搽。

3）中医药治疗：风寒证，方用桂皮麻黄汤加减；风热证，方用消风散加减；胃肠湿热证，方用平胃散合五皮饮加减；气血亏损证，相当于慢性荨麻疹，方用八珍汤加减。

4）传统抗组胺药物常有嗜睡、头晕、口干等不良反应。驾驶员、高空作业人员等慎用。青光眼、前列腺增生患者慎用。

5）单用 H_2 受体拮抗剂治疗荨麻疹是无效的，长期应注意其抗雄性激素作用，如男性乳房女性化等。

29 银屑病

29.1 银屑病概述

银屑病属于多基因遗传的疾病，急性发作，慢性经过，倾向复发。发病常与季节有关，有夏季增剧，秋冬自愈者；也有冬春复发，入夏减轻者。可有多种激发因素，如创伤、感染、药物等都可能在易感个体中诱发该病。现时已变得越来越普遍，特别是已发展的城市。

银屑病是一种慢性疾病，并且累及人群较广，银屑病可以在任何年龄发病，但在10岁以下发病较少，发病高峰在15～30岁之间。其对患者造成的生活影响很大。瘙痒、鳞屑和可见的斑块是困扰患者的主要问题。目前尚缺乏长期根治的方法，当前的治疗方法虽然有效，但仍不能令人满意。

29.1.1 概念

银屑病是一种常见的慢性炎症性皮肤病。典型的皮肤表现是境界清楚的具有银白色鳞屑的红色斑块。轻者可表现为几个硬币大小的肘膝部位斑块，重者也可以全身皮肤受累。属中医学"松花癣"、"白疕"范畴。

29.1.2 病因病机

(1) 中医病因病机

初起为风湿热之邪阻滞肌肤或硬领等外来机械刺激所引起；病久耗伤阴液，营血不足，血虚生风生燥，皮肤失去濡养而成；肝火郁滞，情志不遂，郁闷不舒，或紧张劳累，心火上炎，以致气血运行失职，凝滞肌肤，每易成为诱发的重要因素，且致病情反复。

(2) 西医病因病理

银屑病发病原因比较复杂，病因尚未明确。近年来多数学者认为与遗传、感染、代谢障碍、免疫功能障碍、内分泌失调有关。其生理机制主要为表皮增生分化的异常和免疫系统的激活。组织病理表现为表皮角化过度伴有角化不全，角质层内或棘层上部可见中性粒细胞聚集，棘层增厚，表皮突下延，末端常增宽，真皮乳头呈杵状，顶部变薄，血管扭曲扩张，真皮上部慢性炎细胞浸润。

29.1.3　临床表现

1）皮损初起为针尖至扁豆大的淡红色丘疹，常呈点滴状分布，迅速增大，表面覆盖银白色多层性鳞屑，状如云母。鳞屑剥离后，可见薄膜现象及筛状出血，基底浸润，可有同形反应。陈旧皮疹可呈钱币状、盘状、地图状等。

2）好发于头皮、四肢伸侧处，以肘关节面多见，常泛发全身。

3）部分患者可见指甲病变，轻者呈点状凹陷，重者甲板增厚，光泽消失。或可见于口腔、阴部黏膜。发于头皮者可见束状毛发。

4）起病缓慢，易于复发。有明显季节性，一般冬重夏轻。

5）可有家族史。

29.1.4　临床诊断

1）此病发展过程中，皮损形态可表现为多种形式。急性期皮损多呈点滴状，鲜红色，瘙痒较著。静止期的皮损常常是斑块状或地图状等。消退期皮损常呈环状、半环状。少数皮疹上的鳞屑较厚，有时堆积如壳蛎状。

2）皮损可能会在身体任何部位对称性发生。好发于肘、膝关节伸侧和头部。少数患者的指（趾）甲和黏膜也可能会被侵蚀。

3）初发时为针头或者扁豆大小的炎性扁平丘疹，逐渐增大成为钱币或更大淡红色浸润斑，境界清楚，上覆多层银白色鳞屑。轻轻刮除表面鳞屑，则出现一层淡红色发亮的半透明的薄膜，称薄膜现象。再刮除薄膜，则出现小出血点，称点状出血现象。

4）继发性红皮病者称红皮病型牛皮癣；皮疹有少量渗液，附有湿性鳞屑。或初起为小脓疱，伴有发热症状的患者称为脓疱型牛皮癣；合并关节病变者称为关节型的牛皮癣。

29.2　放血技术在银屑病中的应用

技术一

放血部位　患处局部。

操作规程　常规消毒，用梅花针由病灶外向内、由轻减重反复叩刺患处局部，直至皮肤微微渗血，皮肤平坦处可配合拔罐 5～10 分钟。

每周 2 次，10 次为 1 个疗程。

技术二

放血部位 委中（图2-86）、耳背静脉（图2-87）。

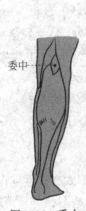

委中

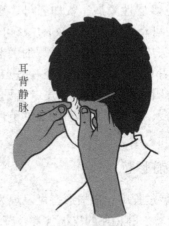

耳背静脉

图2-86 委中　　　　　图2-87 耳背静脉

操作规程 刺委中：患者取站立位，皮肤常规消毒后，选用三棱针一枚，左手拇指压在被刺部位下端，右手持三棱针对准委中部青紫脉络处，与局部皮肤成60°角斜刺入脉中后迅速将针退出，使瘀血流出。可使用消毒棉球轻轻按压静脉上端，以助瘀血排出。待停止出血后，再用消毒棉球按压针孔，最后以创可贴保护针孔，以防感染。

刺耳背：用点刺放血法。先找到耳背之青筋，消毒后用三棱针快速点刺，然后挤压针孔，放出鲜血数滴，再用消毒干棉球按压止血。注意刺时不要过深，以免伤及软骨。

本病的急性期可隔日治疗1次，慢性期每周治疗2次。

技术三

放血部位 督脉旁开0.5寸、1.5寸、3寸六条线（图2-88）、患处局部。

操作规程 消毒皮肤，叩刺六条线，反复3次，皮损局部重叩以出血为度，再用闪火法拔罐5～10分钟。

每周2次，10次为1疗程。

29.3　临床备要

银屑病临床上急性发作，慢性经过，复发倾向性大。所以给患者带来巨大的精神压力，目前治疗方法有一定局限性，但要明确药物治疗原则和预防调护。

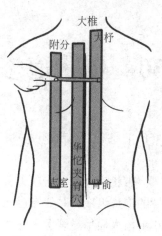

图2-88　督脉旁开6条线

29.3.1　治疗原则

银屑病治疗的目的在于控制病情，延缓向全身发展的进程，减轻红斑、鳞屑、局部斑片增厚等症状，稳定病情，避免复发，尽量避免不良反应，提高患者生活质量。治疗过程中与患者沟通并对患者病情进行评估是治疗的重要环节。中、重度银屑病患者单一疗法效果不明显时，应给予联合、轮换或序贯治疗。遵循以下治疗原则：

(1) 正规

强调使用目前皮肤科学界公认的治疗药物和方法。

(2) 安全

各种治疗方法均应以确保患者的安全为前提，不能为追求近期疗效而发生严重不良反应。不应使患者在无医生指导的情况下，长期应用对其健康有害的方法。

(3) 个体化

在选择治疗方案时，要全面考虑银屑病患者的病情、需求、耐受度、经济承受能力、既往治疗史及药物的不良反应等，综合、合理地选择制订治疗方案。

29.3.2　预防调护

银屑病的预防目前系指避免患者病情的加重和复发，即延长缓解期而言。

1）保持良好的生活习惯、不嗜烟酒对银屑病患者尤为重要。

2）感冒、咽喉发炎会使疾病复发或加重，适当进行体育锻炼，提高身体素质，保持心身健康是预防银屑病的关键。

3）至于患者饮食的禁忌需因人而异，患者可视自己的皮肤反应而决定取舍。

4）精神和心理因素在银屑病的发病中占有重要位置，因此放松心情在预防中也很重要。

30　带状疱疹

30.1　带状疱疹概述

带状疱疹好发于成人，皮疹一般有单侧性和按神经节段分布的特点，有集簇性的疱疹组成，并伴有疼痛；年龄越大，神经痛越重。春秋季节多见。发病率随年龄增大而呈显著上升趋势。

30.1.1　概念

带状疱疹是由水痘-带状疱疹病毒引起的急性感染性皮肤病。对此病毒无免疫力的儿童被感染后，可发生水痘。部分患者被感染后成为带病毒者而不发生症状。由于病毒具有亲神经性，感染后可长期潜伏于脊髓神经后根神经节的神经元内，当抵抗力低下或劳累、感染、感冒时，病毒可再次生长繁殖，并沿神经纤维移至皮肤，使受侵犯的神经和皮肤产生强烈的炎症。属中医学"腰缠火丹"、"蛇窜疮"等范畴。

30.1.2　病因病机

(1) 中医病因病机

多由肝气郁结，气郁化火，循经外发于肌肤；或脾失健运，水湿不化，湿蕴生热，湿热外侵肌肤所致。

湿热内蕴，外受毒邪，发于肌肤是本病的基本病理变化。邪毒犯肺，肺失宣肃，不能正常通调水道，水液循经络积聚于肌表，则见水疱累累如串珠；毒邪化火，与肝火湿热相搏结，阻于经络，气血不通，不通则痛；肝火脾湿郁于内，毒邪乘之诱于外，气血瘀阻，毒火稽留血分，发于肌肤，则发斑疹；湿热困于肝脾，循经络外发肌肤，亦可引起水疱；湿热瘀阻，气血阻于经络，则见疼痛。

(2) 西医病因病理

人是水痘-带状疱疹病毒的唯一宿主，病毒经呼吸道黏膜进入血液形成病毒血症，发生水痘或呈隐性感染，以后病毒可长期潜伏在脊髓后根神经节或者脑神经感觉神经节内。当机体受到某种刺激（如创伤、疲劳、恶性肿瘤或病后虚弱等）导致机体抵抗力下降时，潜伏病毒被激活，沿感觉神经轴索下行到达该神经所支配区域的皮肤内复制产生水疱，同时受累神经发生炎症、坏死，产生神经痛。本病愈后可获得较持久的免疫，故一般不会复发。

30.1.3　临床表现

1）发病前常有轻度发热、疲倦乏力、食欲缺乏、全身不适、皮肤灼热刺痛等症状，亦可不发生前驱症状而直接出现丘疱疹。

2）皮损部神经痛为本病的主症之一，但疼痛程度不一，且不与皮损严重程度呈正比。

3）疱疹好发于腰腹之间，其次是颈项、面部。呈带状排列，刺痛。有些患者在皮疹完全消退后仍遗留神经痛。

30.1.4　临床诊断

1）本病有时需与单纯疱疹鉴别，后者好发于皮肤与黏膜交接处，分布无一定规律，水疱较小易破，疼痛不著，多见于发热（尤其高热）病的过程中，常易复发。

2）偶尔也有与接触性皮炎混淆的，但后者有接触史，皮疹与神经分布无关，自觉烧灼、剧痒，无神经痛。

3）在带状疱疹的前驱期及无疹型带状疱疹中，神经痛显著者易误诊为肋间神经痛、胸膜炎及急性阑尾炎等急腹症，需加注意。

4）单纯疱疹通常有在同一部位多次复发的病史，而无明显免疫缺陷的带状疱疹患者不出现这种现象。从水疱液中分离病毒或检测 VZV、HSV 抗原或 DNA 是鉴别诊断唯一可靠的方法。

30.2　放血技术在带状疱疹中的应用

技术一

放血部位　阿是穴（皮损部位）。

操作规程　疱疹局部皮肤做常规消毒后，首先用梅花针叩刺，手法由轻到重，顺序从周围临界皮肤到疱疹集簇处，程度以皮肤出血、疱壁破裂为度。在确认患部皮肤全部叩刺后，即在叩刺处拔罐，吸出大量的水分分泌物和少量血液。留罐时间 5～10 分钟。如果患者皮损面积大，则在第一遍拔罐未能覆盖处进行第二遍拔罐。

隔日治疗 1 次，5 次为 1 个疗程。

技术二

放血部位　阿是穴。

操作规程　选取疱疹群间正常皮肤处阿是穴，并注意选择疱疹带两端之穴位。

对阿是穴常规消毒后，根据患者年龄体质选取适当三棱针点刺若干点，年龄小或有恐惧心理者点刺 1~2 点即可；青壮年无恐惧心理病情较重者可分 3 处选取穴位，即带状疱疹两端和中间，每处点刺 2~3 点。后在点刺处选取大小合适的火罐用闪火法拔罐。取罐后用酒精棉球消毒患处。

放血量及留罐时间视患者体质、年龄、病情等情况而定，一般情况下每拔罐处放血量约 2ml 即可，留罐时间 5~10 分钟为宜。

每日或隔日治疗 1 次，10 次为一疗程。疗效突出者 1 周即可痊愈。

技术三

放血部位　患侧华佗夹脊穴、疱疹周围。

操作规程　常规消毒，用三棱针在疱疹周围及患侧华佗夹脊穴刺络出血，再用闪火法将玻璃罐叩至刺络部位，留罐 5~10 分钟。

隔日治疗 1 次，5 次为 1 个疗程。放血量 2~3ml。

30.3　临床备要

带状疱疹属于病毒感染，临床患者免疫力减低的患者病程较长一些，疼痛剧烈，年老患者容易引起并发症，要及时加以综合疗法。

30.3.1　并发症

(1) 并发细菌感染

若带状疱疹病损发生于眼部，可引起全眼球炎，甚至脑膜炎，病后出现视力下降、失明、面瘫等后遗症。

(2) 疱疹后遗神经痛

头部带状疱疹多在头前部即三叉神经第一支分布区，可造成脱发及永久性瘢痕。带状疱疹皮肤损害愈合后，疼痛仍可持续一段时间。部分老年患者神经痛可持续数月或年余，可严重影响睡眠和情绪，疼痛程度较重、持续时间较长者可导致精神焦虑、抑郁等表现。

(3) 可能诱发角膜炎、角膜溃疡、结膜炎

带状疱疹可发生在面部三叉神经节段，三叉神经中有一条神经纤维，即眼神经纤维，部分神经纤维分布在人体眼球的角膜、结膜以至于整个眼球，该部位的神经纤维如果受到疱疹病毒感染，可发生角膜炎、角膜溃疡、结膜炎，患者可发生畏光、流泪、眼睛疼痛，以致视力减退，重者发生全眼球炎而导致失明。疱疹病毒感染到面神经中的运动神经纤维时，就会产生面瘫，出现患侧眼睛不能闭合，患侧面部表情呆板，口角向健侧歪斜，不能做吹气动作等。

（4）引发内耳功能障碍

发生在耳郭、耳道的带状疱疹，会出现内耳功能障碍症状。患者表现为头晕目眩、恶心、呕吐、听力障碍、眼球震颤等。

（5）引发病毒性脑炎和脑膜炎

当疱疹病毒由脊髓处的神经根向上侵犯中枢神经系统即人体的大脑实质和脑膜时，就会发生病毒性脑炎和脑膜炎，表现为严重的头痛、喷射样呕吐、惊厥、四肢抽搐，以及意识模糊、昏迷而有生命危险。当疱疹病毒由脊髓处的神经根向体内侵犯内脏神经纤维时，可引起急性胃肠炎、膀胱炎、前列腺炎，表现为腹部绞痛、排尿困难、尿潴留等。

30.3.2 综合疗法

1）抗病毒药物

可选用阿昔洛韦、伐昔洛韦或泛昔洛韦。

2）神经痛药物治疗

A. 抗抑郁药：主要药物有帕罗西汀（塞乐特）、氟西汀（百优解）、氟伏沙明、舍曲林等。

B. 抗惊厥药：有卡马西平、丙戊酸钠等。

C. 麻醉性镇痛药：以吗啡为代表的镇痛药物。可供选择药物有吗啡（美施康定）、羟基吗啡酮（奥施康定）、羟考酮、芬太尼（多瑞吉）、二氢埃托菲、路盖克等。

D. 非麻醉性镇痛药：包括非甾体类抗炎药、曲马多、乌头生物碱、辣椒碱等。

3）神经阻滞重度疼痛药物难以控制时即应考虑用直接有效的感觉神经阻滞疗法。阻滞定位的选择应取决于病变范围及治疗反应。总的原则应当是从浅到深，从简单到复杂，从末梢到神经干、神经根。

4）神经毁损射频温控热凝术行神经毁损是治疗最为直接有效的方法。神经毁损治疗还包括内侧丘脑立体定向放射治疗，手术硬脊膜下腔脊髓背根毁损治疗、垂体毁损、交感干神经节毁损等。

31 神经性皮炎

31.1 神经性皮炎概述

神经性皮炎是一种常见的皮肤病，一般认为本病的发生可能系大脑皮质抑制和兴奋功能紊乱所致，精神紧张、焦虑、抑郁，局部刺激（如摩擦、日晒、多汗）以及消化不良、饮酒、进食辛辣等均可诱发或加重本病。

31.1.1 概念

神经性皮炎又称慢性单纯性苔藓，是一种以皮肤苔藓样变及剧烈瘙痒为特征的慢性炎症性疾病，临床可分为局限性神经性皮炎和弥漫性神经性皮炎。

局限性神经性皮炎 90% 以上好发于颈部，其次为肘、骶、眼睑、腘窝等处，首先感觉局部瘙痒，后出现集簇的粟粒至米粒大小正常皮色或淡褐色、淡红色多角形扁平丘疹，稍具光泽，覆盖少量秕糠状鳞屑，进而丘疹互相融合成片，因痒常常搔抓刺激皮肤渐增厚，形成苔藓样变，境界清楚，患处皮损周围常见抓痕、血痂。弥漫性神经性皮炎：皮损表现与局限性神经性皮炎相似，但分布广泛，累及头、四肢躯干等处，阵发性剧痒，尤以夜间为甚，影响睡眠，病程慢性，易反复发作，由于经常搔抓可继发湿疹样改变或继发感染发生毛囊炎、疖等。

属中医学"顽癣"、"牛皮癣"、"摄领疮"等范畴。

31.1.2 病因病机

(1) 中医病因病机

初起为风湿热之邪阻滞肌肤或硬领等外来机械刺激所引起；病久耗伤阴液，营血不足，血虚生风生燥，皮肤失去濡养而成；肝火郁滞，情志不遂，郁闷不舒，或紧张劳累，心火上炎，以致气血运行失职，凝滞肌肤，每易成为诱发的重要因素，且致病情反复。

(2) 西医病因病理

精神因素：目前认为是发生本病的主要诱因，情绪波动、精神过度紧张、焦虑不安、生活环境突然变化等均可使病情加重和反复。

胃肠道功能障碍、内分泌系统功能异常、体内慢性病灶感染而致敏，也可能

156

成为致病因素。

局部刺激：如衣领过硬而引起的摩擦，化学物质刺激、昆虫叮咬、阳光照射、搔抓等，均可诱发本病的发生。

31.1.3 临床表现

1）本病多见于成年人，好发于项后两侧、肘膝关节，但亦可发于眼周和尾骶等处。

2）皮损初起为正常皮色或淡红色扁平丘疹，呈圆形或多角形，密集成片，边缘清楚。日久局部皮肤增厚、干燥粗糙、纹理加深，形成苔藓样变，表面有少许鳞屑。自觉阵发性剧烈瘙痒，尤以夜间及安静时为重。

3）本病病程较长，常数年不愈，发展及扩大到一定程度就长期不变，也有的在数周内自行消退而不留任何痕迹，但易反复发作。

31.1.4 临床诊断

根据典型临床表现可以诊断。
1）本病中青年多见，先有剧烈瘙痒，后有皮损。
2）皮疹好发于颈部、四肢伸侧、腰骶部、腘窝、外阴。
3）皮疹为扁平丘疹、苔藓样变，无渗出。
4）病程慢性，常反复发作。

31.2 放血技术在神经性皮炎中的应用

技术一

放血部位 患处皮肤。

操作规程 病灶局部常规消毒，以梅花针中度叩刺，至皮肤隐隐出血为度，再用闪火法拔罐，留罐5~10分钟，起罐后用消毒棉球擦干血迹。

隔日1次，5次为1个疗程。

技术二

放血部位 背部膀胱经循行部位反应点，避开皮损，左右上下各一，共4穴。

操作规程 患者俯卧位，选取穴位后，局部常规消毒，左手捏起穴位处皮肤肌肉，右手持小号三棱针，快速刺下皮下，针尾下压，针尖挑起穴位处皮肤，加力挑断所选各穴局部皮肤纤维，操作时可听到"嘣嘣"之声。

每周 1 次，7 次为 1 个疗程。

31.3 临床备要

神经性皮炎临床推荐中医综合治疗，但也应结合病因、症状等因素，另还需注意预防调护。

(1) 其他治疗

1）病因治疗：去除可能的病因，如情绪波动，神经衰弱明显者可给予安眠镇静类药物。

2）症状治疗：止痒可给予抗组胺类药物、静脉及局部封闭治疗，外用皮质类固醇软膏、硬膏及焦油等制剂。

3）物理治疗：包括浅层 X 线照射，同位素 32 磷、90 锶敷贴，液氮冷冻、激光、磁疗、蜡疗、矿泉浴及光化学疗法。泛发或严重者可给予皮质激素口服或物理治疗。

(2) 预防调护

1）避免刺激，如局部反复搔抓、热水烫洗和洗涤剂的使用等不良刺激。

2）不宜穿过硬的内衣，以免刺激皮肤。

3）忌刺激性饮食如酒、浓茶、咖啡及辛辣食物。

4）多吃清淡食物和水果。

32　斑秃

32.1　斑秃概述

斑秃是一种骤然发生的局限性斑片状的脱发性毛发病，其病变处头皮正常，无炎症及自觉症状。本病病程经过缓慢，可自行缓解和复发。若整个头皮毛发全部脱落，称全秃；若全身所有毛发均脱落者，称普秃。

32.1.1　概念

本病是一种自身免疫性的非瘢痕性脱发，常发生于身体有毛发的部位，局部皮肤正常，无自觉症状。中医学称为"头风"，俗称"鬼剃头"。

32.1.2　病因病机

(1) 中医病因病机

中医认为引起斑秃的原因很多，主要有先天禀赋不足、情志失调、五脏受累、气血亏虚等。

其病机如下：肝肾亏损，忧思恼怒，内伤于肝，气机阻滞，血运受阻。又肝为风木之脏，赖肾水以滋养，肾主精，肝藏血，精血同源，肝肾精血充足，则头发光亮，肝肾亏损，精不化血，则发生长乏源，故成斑片脱落。

气血不足："发为血之余"，先天禀赋不足或大病、久病、产后，气血耗损过多，气虚则血液难生而失其温煦肌肤、外合皮毛之功能，以致毛根空虚，故成斑秃。

瘀阻发窍：瘀血既是病理产物，又可成为致病因素，若因气滞郁结过久，或不慎跌仆外伤或因久病等导致瘀血阻滞血络，发窍空虚，失其濡养，以致新血不能养发，故头发脱落。

血热生风：禀赋素虚或平时嗜食辛热、炙煿之品，或因情志忧郁，日久化火，耗损阴血，血热生风，风热随气上窜于巅顶，风盛血燥，毛根得不到阴血的濡养而突发斑秃。

(2) 西医病因病理

在毛囊周围有淋巴细胞浸润，且本病有时合并其他自身免疫性疾病（如白癜风、特应性皮炎），故目前认为本病的发生可能存在自身免疫的发病机制。遗传素质也是一个重要因素，可能与HLAⅡ型相关，25%的病例有家族史。此外，还可能和神经创伤、精神异常、感染病灶和内分泌失调有关。

32.1.3　临床表现

1）本病多见于青年人，突然出现圆形或椭圆形秃发斑，数目不等，大小不一。

2）局部皮肤无炎症现象，平滑光亮，无任何自觉症状。也有少数患者早期在秃发区可以看到红斑和浮肿。

3）秃发边缘的头发松动，很容易脱落或拔出，拔出时可见发干近端萎缩。个别患者病损区可不断扩大，以致整个头发全部脱光（全秃）或周身毛发包括眉毛、胡须、腋毛、阴毛等全部脱落（普秃）。

4）多数患者在一年内脱落的毛发可以重新生出，新生的毛发细软，呈黄白色，以后逐渐变黑变粗而恢复正常。

5）部分患者可有头晕、发痒、腰痛、耳鸣、眼花等症状。医生检查时可发现少数早期患者在秃发区可以看见红斑与浮肿，毛囊口清楚可见。

32.1.4　临床诊断

临床根据典型表现患者可进行自我诊断，但要注意病情分期。临床上，依病情的发展状况，斑秃可分为三期。

1）进行期：毛发、皮肤损害范围日渐扩大，在斑秃区周边外观正常的皮肤上，毛发疏松易抓落。

2）静止期：一般经3～4个月，斑秃可停止发展，并可长期保持原状，秃发区周缘毛发附着相当坚牢。

3）恢复期：脱发区开始生长毛发。

32.2　放血技术在斑秃中的应用

技术一

放血部位　阿是穴（斑秃局部）。

操作规程　常规消毒，用梅花针从脱发区边缘开始，做圆形呈螺旋状向中心区叩刺，弹刺时利用手腕部灵巧弹力，当针尖与皮肤表面呈垂直接触时立即弹起。手法适中均匀，叩至皮肤发红或出现散在出血点为度，将血迹擦干净，再用鲜生姜片擦。

每 3 天治疗 1 次，10 次为 1 个疗程，疗程间隔 3 ~ 5 天。

技术二

放血部位　主穴：阿是穴（斑秃局部）；辅穴：百会（图 2-89）、风池（双侧）。

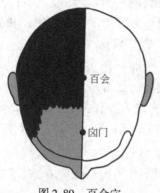

图 2-89　百会穴

操作规程　局部皮肤常规消毒后，先用七星针从脱发边缘略外由外周渐至中心做环状重手法密集弹刺，百会、风池亦行弹刺，均至微渗血为度，然后用艾条局部温灸，每处 3 ~ 5 分钟，行环状灸或雀啄灸，至皮肤出现红晕为止。当局部已有稀疏新发生长时，改用轻叩法。

每日 1 次，7 次为 1 个疗程，疗程之间休息 3 ~ 4 天。

技术三

放血部位　主穴：委中

操作规程　令患者俯卧，腘窝处做常规消毒，于委中穴上约 4cm 处缚止血带或用指压迫，使委中穴或附近浅表小静脉怒张，然后用 7 号注射针头消毒后，垂直于皮肤进针，至皮下即横刺入血管，深 2 ~ 3mm，快速出针，两腿可同时刺血，亦可交替进行。

出血量为 8 ~ 10 滴，每隔 4 ~ 6 天 1 次。

32.3　临床备要

（1）预后

一般病情轻者预后较佳，患者可逐渐或迅速长出黄白色纤细柔软的毳毛，以后逐渐粗黑，最后恢复正常，一般来说，枕部 1 ~ 2 片斑秃者，无明显进展者易自愈，病情重者预后较差，发生于儿童的全秃者较难恢复，但也有经20～30年而自己恢复的，约半数病例复发，尤以儿童更多，也易发展为全秃。

（2）预防调理

1）生活调理：讲究头发卫生，不要用碱性太强的肥皂洗发，不滥用护发用品，平常理发后尽可能少用电吹风和染发。

2）饮食调理：饮食要多样化，克服和改正偏食的不良习惯，斑秃是一种与饮食关系密切的病症，要根据局部的皮损表现辨证和分型，制订食疗方案。

在一般情况下，本病以青年居多，常与心绪烦扰有关，故除保持情志条达外，应给予镇静安神的食品，如百合、莲子、酸枣仁等，精血不足的患者应多食用含有蛋白的补精益血的食品，如海参、核桃仁等。

3）精神调理：注意劳逸结合，保持心情舒畅，切忌烦恼、悲观和动怒，发现本病后，在调治中要有信心和耐心，处方用药不宜频繁更换，应该守法守方，坚持治疗，不急不躁。

五官科疾病

33 睑腺炎

33.1 睑腺炎概述

睑腺炎青少年多发。该病容易反复，严重时可破溃，遗留眼睑瘢痕，故应到正规医院，及时使用抗生素眼药滴眼或行手术治疗。

33.1.1 概念

睑腺炎又称麦粒肿，是一种常见的眼睑腺体及睫毛毛囊的急性化脓性炎症，根据被感染腺体的不同部位，可分为外睑腺炎和内睑腺炎。如为睫毛毛囊所属的皮脂腺感染，称为外睑腺炎；如为睑板腺受累，称为内睑腺炎。

外睑腺炎，俗称"针眼"，又称"睑缘疖"，为睫毛毛囊根部皮脂腺及睑缘腺体的急性化脓性炎症。内睑腺炎为睑板腺急性化脓性炎症或睑板腺囊肿继发感染。病原体多为葡萄球菌，多经睑腺在睑缘的开口处进入腺体，引起炎症。

33.1.2 病因病机

（1）中医病因病机

风热外袭：针眼初起，痒痛微作，局部硬结，微红微肿，触痛明显。苔薄黄，脉数。

热毒炽盛：胞睑红肿疼痛，有黄白色脓点，或见白睛壅肿，口渴便秘。舌红，苔黄或腻，脉数。

热毒内陷：胞睑肿痛剧增，伴见头痛、身热、嗜睡。局部皮色暗红不鲜，脓出不畅。舌质绛，苔黄糙，脉洪数。

脾虚夹实：针眼屡发，面色少华，多见于小孩，偏食，便结。舌质红，苔薄黄，脉细数。

（2）西医病因病理

为葡萄球菌感染眼睑腺体及睫毛毛囊引起的急性化脓性炎症。毛囊附近腺体感染所致，形成脓肿。脓肿周围有水肿和炎性细胞浸润，最后脓肿于毛囊处破溃，脓与坏死组织流出。破溃处纤维增生，瘢痕愈合。

33.1.3　临床表现

1）初起胞睑腺痒痛，睑缘微肿，按之有小硬结，形如麦粒，压痛明显。

2）局部红肿疼痛加剧，逐渐成脓，起于睑缘者在睫毛根部出现脓点，发于睑内者，睑内面出现脓点，破溃或切开排出脓后，症情随之缓解。

3）严重针眼，胞睑漫肿，皮色暗红，可伴有恶寒、发热，耳前常有淋巴结肿大。发于外眦部，每易累及白睛浮肿，状如鱼胞。

4）本病有反复发作和多发倾向。

33.1.4　临床诊断

眼睑隆起、红肿，有时可伴球结膜水肿。触诊可及硬结，边界清，伴压痛，即可基本诊断。

33.2　放血技术在睑腺炎中的应用

技术一

放血部位　耳尖（图2-90）。

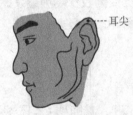

图 2-90　耳尖

操作规程　取患侧耳尖穴，术者先用拇食指将耳尖部推擦揉捻至发热充血，再将耳郭由后向前对折，取准耳尖穴，常规消毒后，用小号三棱针快速点刺，挤出鲜血5～10滴，再用消毒干棉球按压止血。

每日1次。

技术二

放血部位　太阳(图2-91)、耳尖（单眼感染取患侧穴位，双眼感染取双侧穴位）。

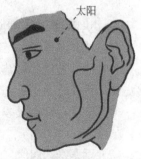

图 2-91　太阳穴

操作规程　太阳穴用三棱针点刺出血，然后拔罐3～5分钟。耳尖穴以三棱针快速点刺2～3针，再用手挤压出血，待挤出之血颜色变淡时，用消毒干棉球按压针孔止血。

若单眼患病，放血时要取患侧耳尖穴；若双眼皆有病，则双侧耳穴均需放血。

一般上述两法合用、单用均可，每日1次，连续1～3次。

技术三

放血部位 眼睑患处、耳尖、曲池（图2-92）。

操作规程 患者取坐位，闭上眼睛。局部消毒后，医者左手轻轻捏起眼睑皮肤，右手持小号三棱针，针尖对准红肿硬结处向上挑刺（以防刺到眼珠），略见出血，用消毒纱布轻轻挤压，让其流出毒血片刻，每次挑治1个红肿硬结处。眼睑患处挑刺后，再耳尖、曲池各点刺放血5～10滴，然后用消毒棉球擦去血迹并按压针孔。

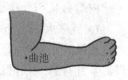

图2-92 曲池穴

隔日1次，3次为1个疗程。

技术四

放血部位 耳尖穴（患侧）、肝俞（图2-93）。

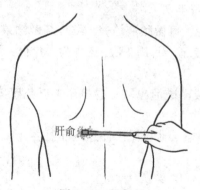

图2-93 肝俞穴

操作规程 患者取坐位，耳尖穴及肝俞穴处的皮肤和医者双手用75%乙醇消毒。医者左手将耳尖或肝俞穴处之皮肤掐紧，右手以拇、食和中指以执笔式持三棱针，于拇指端处露出三棱针尖约2mm，以固定针尖防止刺入皮肤使之出血，每穴挤出血液6～7滴即可，肝俞穴也可在点刺后配合拔罐5分钟。

每日1次，中病即止。

33.3 临床备要

轻者经治疗或不经治疗可自行消退，不遗留瘢痕，或于数日后，硬结破溃，脓液排出，红肿痛消失，相应破溃处遗留瘢痕。重者需行手术治疗，手术切口处可遗留瘢痕。炎症严重者可伴淋巴结肿大，发展为睑蜂窝织炎，伴有畏寒、发热等全身症状。睑腺炎未成熟或已破溃出脓挤压硬结可引起感染扩散、蜂窝织炎、海绵窦脓栓等严重并发症。

（1）治疗思路

内睑腺炎与外睑腺炎治疗方法大致相同：

1）药物治疗：早期局部热敷，促使浸润、硬结吸收，或促进化脓。局部滴抗生素眼药水及涂眼药膏，一般常用广谱抗生素如喹诺酮类或氧佛沙星类滴眼。局部炎症重者或伴淋巴结肿大者，可全身应用抗生素，口服或肌内注射，必要时静脉输液。

2）手术治疗：应用上述措施2周左右，仍残留硬结者，可行手术切除。外睑腺炎手术开口位于皮肤面，与睑缘平行，且需缝合。脓腔大未能排净脓液者，应放入引流条，每日换药，至引流条无脓时取去，1～2天后伤口即可愈合。内睑腺炎手术切口位于结膜面，垂直于睑缘，通常不需缝合。内睑腺炎脓肿向外生长，表面皮肤过于菲薄极易破裂者，亦可于皮肤面做平行睑缘切口。不能配合手术的儿童宜麻醉辅助下行手术。

3）顽固反复发作者，可做脓液培养，结合药敏结果选用合适的抗生素，或做转移因子注射，每次2mg，每周2次，5周为一疗程，可调节免疫功能。

（2）预防调护

1）睑腺炎未成熟或已破溃出脓切忌挤压，以免感染扩散，引起蜂窝织炎、海绵窦脓栓等严重并发症。

2）一般主张清淡饮食，少油腻。注意眼部卫生。

34 急性扁桃体炎

34.1 急性扁桃体炎概述

急性（腭）扁桃体炎多见于 10~30 岁的青少年，且往往是在慢性扁桃体炎基础上反复急性发作。50 岁以上、3~4 岁以下的患者较少见。春秋两季气温变化时最多见。

值得注意的是，急性扁桃体炎有时为某些疾病尤其是某些传染病的前驱症状，如白喉、麻疹及猩红热等，应注意及早发现。

34.1.1 概念

急性（腭）扁桃体炎是腭扁桃体的一种非特异性急性炎症，常伴有轻重程度不等的咽黏膜及咽淋巴结的急性炎症。急性扁桃体炎分为急性单纯性扁桃体炎和急性化脓性扁桃体炎。

34.1.2 病因病机

(1) 中医病因病机

风热外侵：咽部疼痛逐渐加剧，吞咽不便，当吞咽或咳嗽时疼痛加剧，喉核红肿，咽部鲜红。并见发热恶寒、头痛、鼻塞、咳嗽咳痰。舌质红，苔薄白或微黄，脉浮数。

邪热传里：咽部疼痛剧烈，痛连耳根及颌下，吞咽困难，有堵塞感，或有声嘶。检查时见喉核红肿，表面或有脓点，可触及颌下肿大的淋巴结。伴见高热，口渴喜饮，咳嗽痰稠黄，口臭，大便秘结，小便黄。舌质红，苔黄，脉洪大而数。

(2) 西医病因病理

感染因素：主要致病菌为乙型溶血性链球菌。非溶血性链球菌、葡萄球菌、肺炎链球菌、流感嗜血杆菌、弓形虫及一些病毒（腺病毒、流感病毒、副流感病毒、E-B 病毒、巨细胞病毒、HIV 病毒、甲型肝炎病毒、风疹病毒等）也可引起本病。细菌和病毒混合感染较多见。近几十年来，还发现有合并厌氧菌感染的病例。急性扁桃体炎的病原体可以通过飞沫、食物或直接接触而传染，故有传染性。

免疫因素：上述病原体存在于正常人的口腔及扁桃体内不会引起发病，当某些诱因（如受凉、过度劳累、烟酒过度、有害气体刺激、AIDS 等）使全身或局部的免疫力降低时，病原体侵入体内或原有病原体大量繁殖则可致病。

临近器官的急性炎症：如急性咽炎、鼻炎等蔓延而累及腭扁桃体。

34.1.3 临床表现

(1) 全身症状

急性滤泡性扁桃体炎及急性隐窝性扁桃体炎较重。表现为急性起病，可伴畏寒、高热，体温最高可达 39～40℃，可持续 3～5 天。幼儿可呕吐、因高热而抽搐、昏睡等。部分患者可有头痛、食欲降低、全身乏力、便秘、腰背及四肢疼痛等症状。其全身症状的表现并无特异性。

(2) 局部症状

1）咽痛：为最常见的局部症状。起初多为一侧疼痛，继而可发展为双侧。吞咽及咳嗽时疼痛可加重。疼痛剧烈者可致吞咽困难，甚至唾液潴留、言语含混不清。疼痛可向同侧耳部放射。

2）呼吸困难：一般不重。常发生于儿童，因儿童气道较成人狭窄，故显著肿大的扁桃体可堵塞气道，影响儿童睡眠，可表现为睡眠打鼾或睡时憋醒等。

3）软腭运动障碍：肿大的扁桃体挤压软腭，引起一过性的软腭功能不全，亦可引起言语含混不清。

4）炎症向邻近器官蔓延引起的相关症状：炎症若向喉部蔓延，可引起喉部异物感、声嘶、喉痛、咳痰、发声力弱甚至失声等症状；向鼻部蔓延，可引起鼻塞、流水样涕或黏脓涕、头痛等症状；向鼻咽部蔓延，可波及咽鼓管，出现耳闷、耳鸣、耳痛及听力下降等症状。

34.1.4 临床诊断

根据典型病史、体征、辅助检查，急性扁桃体炎诊断基本可以成立。

常规须与上呼吸道感染、急性咽炎、急性喉炎、急性鼻炎、扁桃体周围脓肿、智齿冠周炎、扁桃体肿瘤继发感染等鉴别。

特殊病例，譬如急性隐窝性扁桃体炎，还须与某些全身疾病引起的咽峡炎相鉴别，如传染性单核细胞增多症、白血病、粒细胞缺乏症、猩红热、咽白喉、流行性出血热等。

34.2 放血技术在急性扁桃体炎中的应用

技术一

放血部位 少商（双侧）（图2-94）、耳尖、耳背静脉（图2-95）。

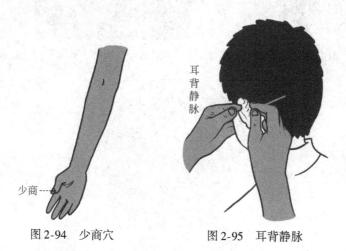

耳背静脉

少商

图2-94 少商穴　　　　　图2-95 耳背静脉

操作规程 取双侧少商穴，在其上下用左手拇食指向针刺处推按，使血液积聚于针刺部位，常规消毒后，以左手拇、食两指捏紧被刺部位，右手拇、食两指持三棱针针柄，中指指腹紧靠针身下端，快速点刺，用左手拇、食指挤压针孔，放血3~5滴，术毕用消毒干棉球按压止血。

然后用手轻轻揉捏耳郭使其充血，局部常规消毒后，用三棱针点刺耳尖处或耳背明显的静脉，使每处出血3~5滴即可。

每日1次，双耳交替使用。

技术二

放血部位 少商、商阳（图2-96）、大椎、肺俞（图2-97）。
操作规程 先从穴位四周向穴位处挤压，使局部充血。常规消毒后，用三棱针快速、准确点刺穴位，然后挤压出血，每穴放血3~5滴，再以消毒干棉球按压止血。

技术三

放血部位 少商、商阳；耳穴取耳尖、扁桃体（图2-98）。

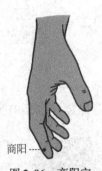

图 2-96 商阳穴

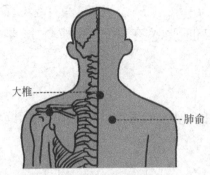

图 2-97 大椎、肺俞穴

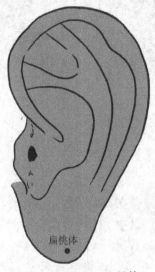

图 2-98 耳穴：扁桃体

操作规程 常规消毒后，用三棱针刺进 0.2cm，各穴均挤出 3~5 滴血液。每日 1 次，连用 3 天。

34.3 临床备要

急性扁桃体炎经过临床积极治疗，多数患者预后良好。

34.3.1 治疗思路

(1) 抗生素治疗

为主要治疗方法。对于病情轻者可给予青霉素如阿莫西林胶囊，若已发生局部并发症如扁周脓肿，为防止脓肿扩大引起严重后果，可静脉给予第三代头孢抗生素同时合用甲硝唑或单独使用喹诺酮类抗生素治疗。

（2）对症治疗

对于发热患者可给予物理降温治疗。高热者可给予非甾体类抗炎药，其还可一定程度上缓解疼痛、消退炎症。醋酸氯己定溶液、复方硼砂溶液、1∶5000呋喃西林液漱口均有一定止痛抗炎作用。糖皮质激素根据情况可酌情使用。

（3）手术治疗

对于已形成扁周脓肿等局部并发症的患者，可行脓肿切开引流术。另外，对于反复发作急性扁桃体炎或扁周脓肿切开引流术后2周的患者，可根据实际情况选择在炎症控制后手术切除扁桃体。

34.3.2 预防调护

1）充分休息，远离起病诱因。

2）对于高热及吞咽困难者，应适当补充液体及电解质，保持体内水电解质平衡。

3）清淡饮食、进流食、多饮水、加强营养及疏通大便。

4）禁食辛辣、烧烤、油腻之食物，戒烟戒酒。

5）生活中注意搞好环境卫生，室内应光线充足、空气流通、保持适宜的温度和湿度。

6）因该病具有一定传染性，对急性扁桃体炎的患者应进行隔离，以免传播病原。

35 牙痛

35.1 牙痛概述

牙齿是痛觉十分集中的部位，与外界的直接接触也甚频繁。牙齿病损后，基本是以痛为主征。牙痛属于牙齿疾病的外在反应，有可能是龋齿、牙髓或犬齿周围的牙龈被感染，前臼齿出现裂痕也会引起牙痛，有时候仅是菜屑卡在牙缝也会引起不适。

35.1.1 概念

牙痛是口腔科牙齿疾病最常见的症状之一，其表现为牙龈红肿、遇冷热刺激痛、面颊部肿胀等。牙痛大多由牙龈炎、牙周炎、蛀牙或折裂牙而导致牙髓（牙神经）感染所引起的。

35.1.2 病因病机

(1) 中医病因病机

中医认为牙痛是由于外感风邪、胃火炽盛、肾虚火旺、虫蚀牙齿等原因所致。风热侵袭风火邪毒侵犯，伤及牙体及牙龈肉，邪聚不散，气血滞留，气穴不通，瘀阻脉络而为病。并且，手、足阳明经脉分别循行下齿、上齿。大肠、胃腑积热或风邪外袭经络，郁于阳明而化火，火邪循经上炎而发牙痛。肾主骨，齿为骨之余，肾阴不足，虚火上炎亦可引起牙痛。亦有多食甘酸之物，口齿不洁，垢秽蚀齿而作痛者。因此，牙痛主因是气穴的通畅与否，次之与手足阳明经和肾经有关。

(2) 西医病因病理

牙痛大多由牙龈炎和牙周炎、龋齿（蛀牙）或折裂牙而导致牙髓（牙神经）感染所引起的。牙龈炎是常见的牙周组织疾病。是由于不注意口腔卫生，牙齿受到牙齿周围食物残渣、细菌等物结成的软质的牙垢和硬质的牙石所致的长期刺激，及不正确的刷牙习惯，维生素缺乏等原因所造成的。牙龈鲜红或紫红、肿胀、松软，有时龈缘有糜烂或肉芽组织增生外翻，刷牙或吃东西时牙龈易出血，但一般无自发性出血，患者无明显的自觉症状，有时可有发痒或发胀感，口臭

172

明显。

牙周炎是口腔常见病，其病因复杂，如牙垢、牙石、嵌塞的食物、不良修复体等局部因素的刺激，牙龈受到损害，加上细菌的作用，使牙周膜破坏；维生素C的吸收、利用障碍；维生素 D 缺乏及各种因素导致的机体抵抗力下降，皆可引发牙周炎。

牙痛是本病的主要症状。早期，牙龈发痒、不适、口臭，继之牙龈红肿、松软，容易出血，疼痛，反复发作。日久牙龈与牙根部的牙周膜被破坏，形成一个袋子，称牙周袋。袋内常有脓液溢出，炎症继续扩大，可成为牙周脓肿，病情加重，局部疼痛、肿胀，初为硬性，后变为软性，有波动感，可自行穿破，流出脓液，出脓后，疼痛可减轻，或反复发作，非常痛苦。

35.1.3 临床表现

1）以牙龈出血或龈齿间溢脓、牙齿松动、影响咀嚼为主要症状。

2）缓慢起病，逐渐加重，严重者发展为全口牙齿松动。病程中可有急性发作的牙周脓肿，局部红肿热痛，脓液量多，伴有发热。

3）口腔检查见牙龈红肿或萎缩，易出血，牙根显露，牙齿松动。牙齿上附着牙垢、牙石。龈齿间有逐渐扩大的牙周袋，袋内溢脓，有口臭。

35.1.4 临床诊断

1）牙痛作为主要症状，临床容易诊断，但要进一步明确引起牙痛的原因，并同时要与三叉神经痛鉴别。

2）三叉神经痛，三叉神经分布区域内出现的阵发性电击样剧烈疼痛，历时数秒或数分钟，间歇期无症状。病程呈周期性发作，疼痛可自发，也可因刺激扳机点引起。

3）智齿冠周炎最后一颗牙齿无法正常的萌出，人体抵抗力下降就会出现疼痛、肿胀、张口受限，还会出现发热、淋巴结肿大。

35.2 放血技术在牙痛中的应用

技术一

放血部位 厉兑（患侧）（图 2-99）。

操作规程 常规消毒，用三棱针点刺患侧厉兑穴出血，然后用双手挤压，直至血的颜色变淡为止，再用消毒干棉球按压出血。

技术二

放血部位 内庭（健侧）（图2-100）。

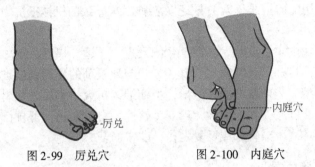

图2-99 厉兑穴　　　　　图2-100 内庭穴

操作规程 取坐位或仰卧位，取牙痛对侧的内庭穴，常规消毒后，用三棱针点刺内庭穴，然后用双手挤压，直至血的颜色变淡为止，再用消毒干棉球按压止血。

每日1穴，3次为1疗程。

技术三

放血部位 耳尖。

操作规程 常规消毒后，用左手将耳穴之皮肤捏紧，右手拇、食、中指以执笔式持三棱针点刺1~2下，深0.5~1mm，然后术者用双手稍用力捏紧，每挤1滴血用酒精棉球擦净，反复挤压，直至血色变淡时停止，再用消毒干棉球按压针孔止血。

每日1次，双侧耳尖穴交替使用。

35.3 临床备要

牙痛对于以痛为急症的患者应先止痛，首先应考虑药物治疗。对于药物治疗不能奏效的话，应考虑去医院进一步检查，确诊病情再治疗，并注意预防。

（1）牙痛急救

1）用手摩擦和谷穴（手背虎口附近）或用手指按摩压迫，均可减轻痛苦。

2）牙若是遇热而痛；多为积脓引起，可用冰袋冷敷颊部，疼痛也可缓解。

3）用花椒1枚，嚼于龋齿处，疼痛即可缓解。

4）用盐水或酒漱口几遍，也可减轻或止牙痛。

5）顽固的牙痛最好是含服止痛片，可减轻一时的疼痛。

止痛不等于治疗。应注意口腔牙齿卫生，以防牙痛。当牙痛发作时，用上述方法不能止痛，应速去医院进行急诊治疗。

（2）预防调护

1）应用正确的刷牙方法。刷牙时要求运动的方向与牙缝方向一致。这样可达到按摩牙龈的目的，又可改善牙周组织的血液循环，减少牙病所带来的痛苦。

2）防止牙痛关键在于保持口腔卫生，坚持早晚刷牙，饭后漱口。

3）忌酒及热性动火食品，勿吃过硬过酸过冷过热的食物。